Fürstin des Lebens
Geschichten, die die Zeit der Chemo verschönern

Nadine Wottawah

Fürstin des Lebens

Geschichten, die die Zeit der Chemo verschönern

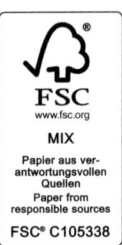

Bibliografische Information der
Deutschen Nationalbibliothek:
Die Deutsche Nationalbibliothek verzeichnet diese Publi-
kation in der Deutschen Nationalbibliografie;
detaillierte bibliografische Daten sind im Internet
über dnb.dnb.de abrufbar.

Copyright © 2024 Nadine Wottawah, 1. Auflage
Copyright Illustrationen © 2024 by Nadine Wottawah
Lektorat: Angelika Wendler
Covergestaltung: Main-Echo, Simone Meckel
Foto Buchcover: Lisa Röll
Herstellung & Verlag: BoD - Books on Demand, Norderstedt

ISBN: 978-3-759-72104-4

„Das Leben hält manchmal Herausforderungen bereit,
die Kreativität erfordern."

(Nadine Wottawah)

Inhalt

Vorwort

Die andere Seite

Liebe Leserinnen und liebe Leser,

zweifelsohne war die schwere Erkrankung meiner Frau nicht Teil unserer Lebensplanung. Unser Leben hatten wir uns anders vorgestellt. Ganz anders! Natürlich hatte ich bereits Erfahrungen mit dem Tod gesammelt, da bereits Verwandte und auch Bekannte viel zu früh gestorben waren. Der Verlust betraf ja aber immer die anderen, nicht mich, nicht uns. Diesmal hatte das Schicksal aber uns erwischt und die Diagnose Krebs zog uns den Boden unter den Füßen weg.

Es dauert einen guten Moment, bis man diese Nachricht verarbeitet hat und ja, es darf ein Moment der Trauer, Furcht und Angst Einzug in das gemeinsame und in das eigene Leben erhalten. Aber für mich stand fest, es darf dich nicht besiegen. Je eher man sich der Diagnose stellt, diese Aufgabe im Leben annimmt, desto schneller ist man überhaupt in der Lage, sich etwas aufzurichten und nach vorne zu schauen. Vielleicht nicht mehr ganz so weit nach vorne wie früher und definitiv beurteilt man das Leben, die Arbeit, vermeintliche Ärgernisse ganz anders. Doch nur wenn man sich der Diagnose stellt und die Situation angeht, bleibt man handlungsfähig und bringt etwas in Gang.

Wer auf der anderen Seite steht, also als Partner des erkrankten Menschen, geht mit durch die Diagnose. Zwar ist man gesund, aber Krebs lähmt auch den Gesunden, macht ihn stumm und lässt die Knochen schwer werden.

Krebs vergiftet die gesamte Umgebung und macht sie krank. Doch als Partner geht das nicht. Als Partner muss man ebenfalls stark sein. Kinder, Haushalt, der eigene Beruf, die Sicherstellung des Familieneinkommens existieren weiter und es erfordert Kraft, alles unter einen Hut zu bekommen. Kraft, die man haben muss, auch wenn die Diagnose einen unendlich schwach werden lässt. Hilfe anzunehmen ist kein Zeichen von Schwäche. Unterstützung der Familie, Nachbarn und Freunde, die gerne einen Auflauf zubereiten oder einen Kuchen backen, nimmt Arbeit ab und bringt Licht in diese düstere Zeit. Menschen, die da sind und eine Extratour fahren, um die Kinder vom Sport abzuholen, damit man Zeit hat, den Partner in den Arm zu nehmen, bei Arztterminen zu begleiten oder am beruflichen Meeting teilzunehmen, sind wichtig.

Speziell den Partner in den Arm nehmen, dafür sollte unbedingt Zeit sein. Zeit ist auch wichtig für Gespräche über die Diagnose und über die nächsten Schritte, die gemeinsam geplant und beschritten werden. Zeit ist nötig, um die eigene und gemeinsame Angst in Worte zu fassen und sie zu nehmen. Das ist meiner Meinung nach die größte Pflicht des Partners von der anderen Seite. Ich persönlich habe absolut kein Verständnis, wenn der Partner von der anderen Seite sang- und klanglos aus der Situation flüchtet, wenn Flucht die gewählte Strategie ist. Eine schwere Diagnose kann jeden von uns ereilen, ja, sogar Sie, den hier Lesenden. Das von jetzt auf gleich! In einer Partnerschaft hat man sich füreinander entschieden. Man hat sich versprochen, in guten wie in schlechten Zeiten zusammenzustehen. In schönen Zeiten ist es leicht und man genießt einander. Die schlechten Zeiten, die das Leben mit sich bringt, müssen aus meinem Verständnis heraus ebenfalls als Paar gemeinsam gemeistert werden. Das ist nicht immer leicht, das gebe ich zu. Doch es lohnt sich und wenn man es angeht, ist es manchmal anders als man denkt. Es einfach zu tun, bringt neue Erfahrungen, die auch gut sein können. Anders gut als man es gewohnt ist, aber dennoch gut. Auch ich habe mir Gedanken gemacht, wie denn der Sex mit meiner geliebten Frau ohne Haare auf dem Kopf sein würde. Weiterhin erregend und erfüllend? Erfüllend für uns beide? Ich kann jedem Paar nur raten, auch diese Verbindung nicht abzubrechen und idealerweise zu intensivieren. Mit etwas Flexibilität und Offenheit im Gepäck lassen sich wie früher romantische Stunden und prickelnde, gemeinsame Momente erleben. Dies stärkt die Paarbeziehung und mit dieser gemeinsamen Kraft und ausgebauten Verbindung lassen sich die nächsten Schritte angehen. Es ist eine Win-win-Situation.

Durch die Diagnose und den gemeinsam bestrittenen Lebensweg danach sind meine Frau und ich noch enger miteinander verbunden. Die Härte des Lebens hat auch unsere Beziehung gestärkt, hat uns aufgezeigt, dass es sich immer lohnt, neue Pfade einzuschlagen, wenn der geplante Lebensweg versperrt ist, und den Blick nach vorne auf die gemeinsame Zeit zu richten.

Das wünsche ich Ihnen allen, wenn Sie durch solch eine schwere Zeit müssen.

Als meine Mutter …

Als meine Mutter zur Behandlung ins Krankenhaus kam, wusste ich nicht wirklich, weshalb sie eingeliefert wurde. Ich wusste auch nicht, wie lange sie dort sein würde und wie es ihr erging. Ich hatte Schwierigkeiten, die Situation einzuschätzen. Zuhause merkte ich, wie angespannt und stressig es war. Mein Vater kam mit der Situation nicht zurecht. Wie auch? Er hatte keine Zeit mehr für sich selbst. Stattdessen musste er arbeiten und zeitgleich auf seine beiden Kinder aufpassen. Er musste wie eine Mutter und ein Vater gleichzeitig für uns da sein. Als ich das erste Mal sah, wie er weinte, wusste ich, dass etwas nicht stimmte. Ich traute mich aber nicht nachzufragen, da ich wusste, dass es etwas mit meiner Mutter zu tun haben würde und es nichts Gutes bedeuten konnte. „Egal, was es ist, ich will es nicht wahrhaben", dachte ich mir. Ich wollte einfach nicht, dass meine Gefühle verletzt würden, und somit verschloss ich mich.

Als dann meine Eltern mit mir darüber gesprochen hatten, musste ich erst einmal einiges verarbeiten. Nun wusste ich, was meine Mutter hatte und weshalb sie im Krankenhaus war, aber ich wusste nicht, wie sie sich fühlte. Ich durfte sie wegen Corona nicht im

Krankenhaus besuchen. Daher schrieben wir oft miteinander per WhatsApp. Es war schön, dass wir uns wenigstens ein bisschen austauschen konnten und ich erzählte ihr immer, wie mein Tag war und was ich unternommen hatte. Zuhause wurde es auch besser, da mein Vater von vielen Freunden und der Familie Unterstützung erhielt und er daher auch mehr Zeit hatte.

Das Leben schien wieder Fahrt aufzunehmen und wurde besser und besser. Irgendwann erreichte mich dann die Nachricht, dass meine Mutter wieder gesund wird und wieder zu uns nach Hause kann. Ich war sehr erleichtert und froh darüber, sie endlich wiederzusehen.

Rückblick: Es war eine schwierige Zeit für uns alle! Doch am Ende haben wir es geschafft, denn wir sind eine Familie. Wir bleiben stark und halten zusammen! Das macht uns aus!!! Uns kommt nichts und niemand mehr in den Weg!

Renovierungsarbeiten

Baustelle voraus

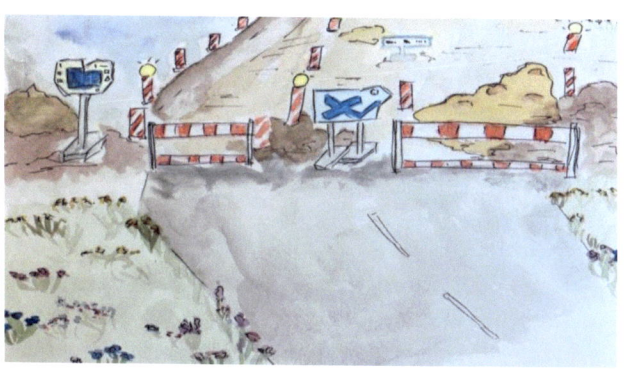

Kennst du das? Du fährst die Straße entlang und dann auf einmal: eine Baustelle. Eine ziemlich große Baustelle. Und es sieht so aus, als kämst du nicht daran vorbei. Überall sind rot-weiße Absperrtafeln, unterschiedliche Beschilderungen und jede Menge Bauarbeiter. Die Absperrungen, so wie sie aufgestellt sind, ergeben für dich keinen Sinn und die Symbolik der Schilder kennst du nicht. Sie sehen fremd aus. Aber die Bauarbeiter scheinen die Struktur der Baustelle zu kennen. Jeder von ihnen macht fokussiert seinen Job. Du stehst da und die meisten Arbeiter nehmen dich nicht wahr, sehen dich nicht an. Einer aber winkt dir zu, du sollst mit dem Wagen auf ihn zurollen. Dann weist er dich an, anzuhalten und das Fenster zu öffnen:

„Hier ist eine Baustelle. Haben Sie die Markierung zuvor nicht gesehen? Umdrehen können Sie nicht mehr, aber hier wird es etwas dauern. Bringen Sie Zeit und Geduld mit. Wir machen die Straße auf, beheben den Schaden im Untergrund, erneuern Leitungen und versiegeln das Ganze anschließend wieder. Am besten, Sie fahren nach dort vorne und stellen sich links in die Nische. Mein Kollege wird Sie anleiten."

Bei diesen Worten denkst du dir: Was geht denn hier ab? Ich warte doch nicht. Ich drehe einfach um. Und dann schaust du in den Rückspiegel, um nach einer Wendemöglichkeit zu suchen und du erkennst: da ist keine Straße mehr. Der Boden unter deinen Füßen ist nicht mehr derselbe. Es gibt kein Zurück mehr. Nur noch ein Voraus durch die Baustelle. Nur noch ein Aufbringen von Zeit und Geduld. Und nur noch den Glauben an die Bauarbeiter, die hoffentlich wissen, was sie tun. Denn du selbst kannst nichts tun, du kannst ja nicht einmal die Beschilderung entziffern. Nun brauchst du Zeit, Geduld und Vertrauen. Und du bringst es auf. Du musst es aufbringen. Eine andere Chance gibt es für dich nicht. Der Boden unter deinen Füßen ist nicht mehr derselbe, wenn du die Diagnose Krebs erhalten hast.

In der Baustelle

Du sitzt fest. Du bist hier und du musst bleiben. Die Baustelle läuft in vollem Gange und du musst es über dich ergehen lassen.

Aushalten ist das, was du nun lernen musst.

Die Augen sehen, aber der Blick ist verklärt.

Die Nase riecht, doch der Geruch ist fremd.

Der Mund isst, obwohl ihm nichts schmeckt.

Fühlen ist nicht mehr gleich Fühlen und du bist in voller Alarmbereitschaft. Hoffen und Bangen begleiten dich. Dass sie es schaffen, dass alles gut wird und in Ordnung kommt. Zweifel und Vertrauen begleiten dich.

„Achtung, Achtung, hier ist eine Baustelle. Bitte wenden Sie nicht und fahren Sie nur weiter, wenn Sie die eindeutige Anweisung bekommen. Achtung, Achtung, hier ist eine Baustelle."

Deine Augen sehen, deine Nase riecht, dein Mund isst. Du funktionierst. Die Atmosphäre hier auf dem Bau ist sachlich und schnell. Wie Fließbandarbeit. Deine Gefühle sind so intensiv und kommen doch nicht wirklich in dir an. Ein Schleier liegt drüber. Ein Schleier liegt auch über deinen Augen, deiner Nase, deinem Mund.

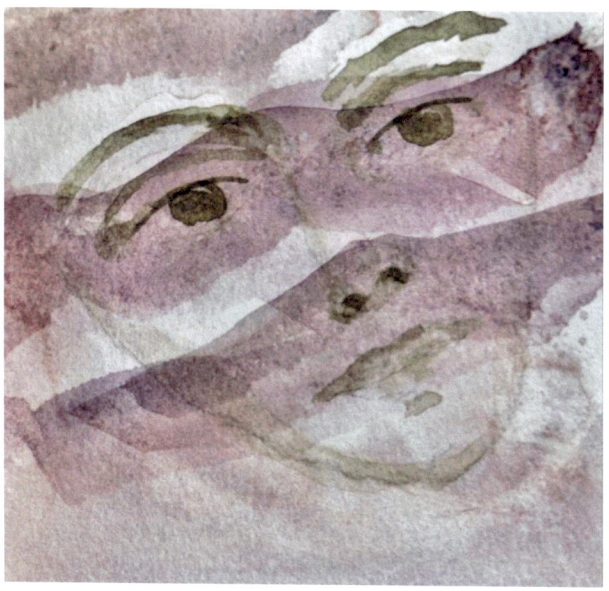

Der Schleier macht alles anders und fremd. Manchmal vergeht er. Manchmal löst der Schleier sich auf. Dann, wenn du eine vertraute Stimme hörst. Dann, wenn eine geliebte Person dich berührt. Dann vergeht er und fährt wie eine Jalousie nach oben und sofort wieder runter, wenn du allein bist.

Lautes Piepen, Lärm, Arbeiter, die sich etwas zurufen. Immer wieder und jederzeit. Deine Aufmerksamkeit wird darauf gelenkt und lenkt dich ab. Von dir. Euer Ziel ist dasselbe: erfolgreiche Fertigstellung der Baustelle. Du sitzt fest. Du bist hier. Und du musst bleiben. Die Baustelle läuft in vollem Gange und du musst es aushalten.

Geduld und Stärke ist das, was du brauchst, wenn du Krebs hast.

Wohin die Reise geht ... nach der Baustelle

Kennst du das? Du fährst auf einer Straße, die gerade neu gemacht wurde. Es fühlt sich gut und geschmeidig an. Und es läuft einfach. Und während du fährst, tauchen links und rechts am Straßenrand Schilder und Markierungen auf. Und der Straßenbelag verändert sich. Abzweigungen und Parkmulden begegnen dir. Du erinnerst dich an die Ausnahmesituation in der Baustelle. Dort, wo dein Weg unpassierbar war, wo alles anders war, wo ein Schleier dir die Klarheit verdeckt hat. Doch Klarheit ist das, was du brauchst.

Klarheit lässt dich erkennen und reagieren. Wenn du mit dir eine klare Einheit bildest, hast du Klarheit.

Ein Hinweis ertönt:

„Achtung, Achtung eine wichtige Mitteilung an den Fahrer: Du bist der Fahrer auf deinem Lebensweg und

verantwortlich dafür, dass dein Wagen in Schuss bleibt. Denn er bringt dich dorthin, wo du ihn hinsteuerst. Du entscheidest das Reiseziel, ob Routen verändert und Pausen eingelegt werden. Das ist deine Aufgabe. Dein Auto kann das nicht für dich regeln. Auch nicht, wie schnell und wie achtsam es fährt. Es ist auf deinen Willen, deine Kompetenz und auf deine Intuition angewiesen. Du bist der Fahrer auf deinem Lebensweg.

Achtung, Achtung, das war eine wichtige Mitteilung an dich."

Du fährst weiter. Ein Schild taucht an der Seite auf und du siehst hin.

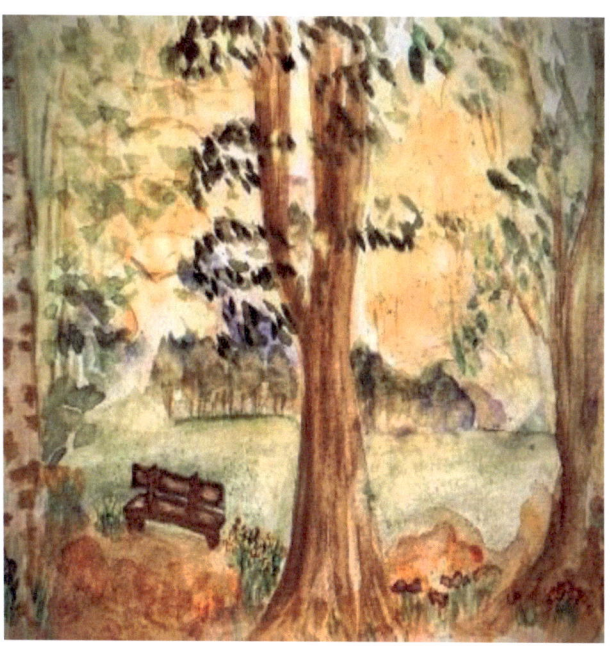

Es zeigt eine Bank, die umgeben ist von Bäumen. *„Erholungsgebiet Heilige Seele in 3km"* steht drauf.

Du fährst weiter. Ein weiteres Schild taucht auf und du siehst hin.

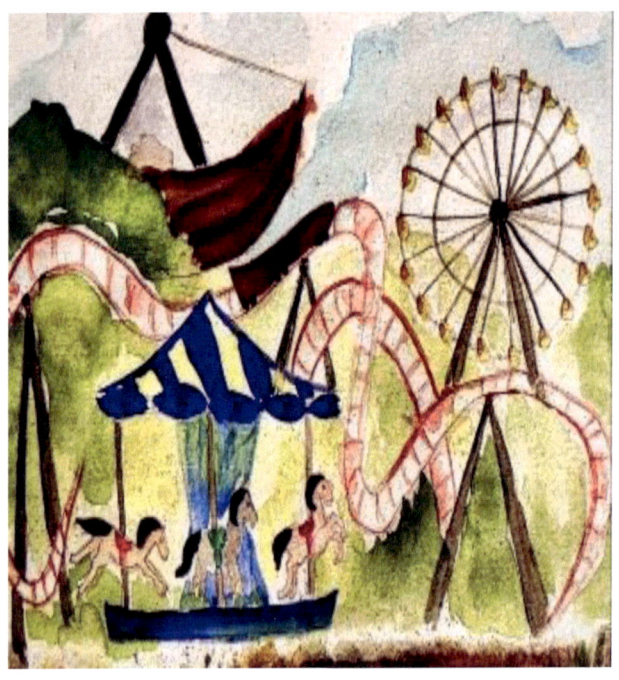

Es zeigt einen Freizeitpark, der viele Fahrgeschäfte enthält. *„Funpark Holy Body in 7km"* steht drauf.

Du fährst weiter. Wieder taucht ein Schild auf und du siehst hin.

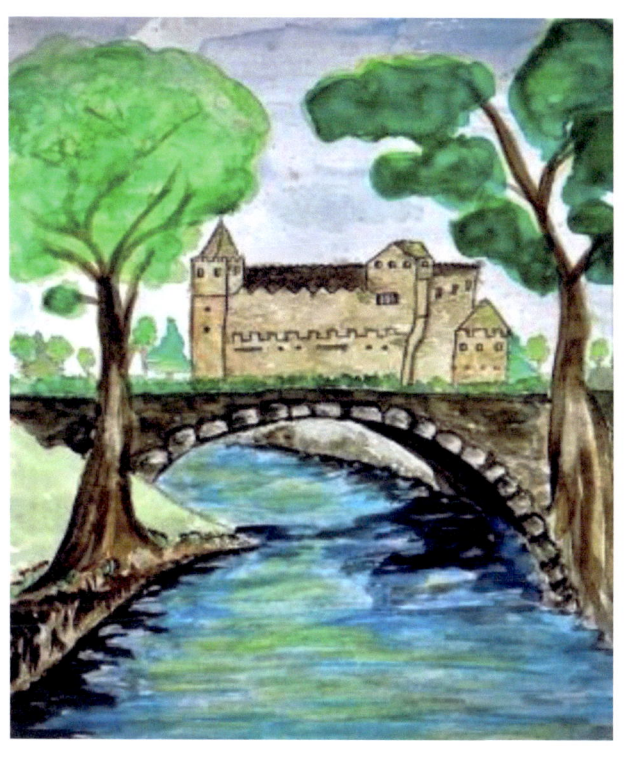

Es zeigt eine Altstadt, mit einer Burg und einer Brücke. *„Soul City in 9km"* steht drauf.

Was tust du? Wie entscheidest du dich? Steuerst du eines der Ziele an oder nicht?

Du bist der Fahrer auf deinem Lebensweg.

Big Wave

3.45 Uhr morgens ist es. Der Wecker klingelt, obwohl Ferien sind. Normalerweise schlafen die Jungs um diese Zeit noch. Vor 11.00 Uhr, 12.00 Uhr tut sich da nichts in ihren Zimmern. Außer vielleicht ein entspanntes Schnarchen oder ein Drehen im Bett, um noch gemütlicher zu liegen. In den Ferien gab es schon Tage, da sind sie erst um 13.00 Uhr mit kleinen verschlafenen Augen in die Küche geschlappt, auf der Suche nach Frühstück. Einem späten Frühstück. Mit ihren 14 und 16 Jahren genießen sie die schulfreie Zeit in vollen Zügen. Chillen, mit Freunden treffen und etwas Cooles erleben. Etwas Cooles erlebt man, wenn man um 3.45 Uhr aufsteht, 360 km weit fährt und um Punkt 9.00 Uhr in der Therme Erding erscheint.

Jetzt ist es möglich. Jetzt ist es cool. Jetzt fallen wir nicht auf. Schon lange wollten die Jungs dorthin. Haben immer wieder gefragt, gefordert, gedrängt. Wir wollten schon lange. Wir wollten fahren. Doch dann ist etwas dazwischengekommen, mit dem wir nicht gerechnet hatten. Niemand von uns hat daran gedacht. Und plötzlich hatte ich es: Krebs.

Bei dieser Diagnose ging es nicht um Coolness, nicht um Erlebnisse. Es ging einzig und allein um die Möglichkeit zu überleben. Bei dieser Diagnose gab es kein Verschieben auf später, sondern nur ein Reagieren, und zwar sofort. Und das haben wir, weil wir es mussten, weil wir keine andere Wahl hatten.

Ich habe es geschafft. Wir haben es geschafft. Und jetzt, sind wir hier. Ja, jetzt sind wir hier.

Ich bin gesund und mir geht es gut. Erdinger Therme, jetzt sind wir endlich hier. Hurra!

Anstelle meiner langen Haare trage ich einen frechen Kurzhaarschnitt, denn die Chemo hatte mir nichts gelassen. Und anstatt des figurbetonten Bikinis kleidet mich ein sportlicher Badeanzug, um die 30 cm lange Narbe am Bauch abzudecken. Aber all das ist okay und mehr als das. Ich bin hier. Ich kann mich zeigen. Ich kann mich kleiden, denn ich lebe. Hurra!

Die Jungs ziehen sofort los. Wir hinterher. Die „längste Rutsche Deutschlands", der „Wild River", die „Trichter-Rutsche", die „Black Mamba" … Wir machen alles, was uns das Schwimmbad bietet. Und es macht Spaß.

Um 11.15 Uhr öffnet noch zusätzlich der Außenbereich, den wir natürlich sofort unsicher machen. Eine Rutsche zieht uns magisch an. Sie ist besonders groß, hat eine spektakuläre Form und der Slogan „LIFE IS A BIG WAVE" prangt an ihr. Schnurstracks gehen wir hin und obwohl sie gerade erst geöffnet hat, stehen bereits eine Menge Leute an. Die Voraussetzungen, um sie zu rutschen, erfüllen wir. Wir alle sind über 10 Jahre alt und wiegen zwischen 40 und 100 kg. Und so stehen wir jetzt auch in der Warteschlange für die notwendigen Reifen. Und wir stehen und stehen und stehen. Da das Vorwärtskommen bei den einzelnen Reifen schneller vorangeht, entscheiden sich unsere Kinder für das Anstellen in dieser Reihe. Mein Mann und ich dagegen wollen zusammen rutschen und warten geduldig auf den großen Reifen für zwei Personen. Irgendwann, etliche Zeit später, nehmen wir freudig unser Fahrgefährt entgegen. Und dann geht es weiter, direkt in die nächste Warte-schlange. Anstehen zum Rutschen ist nun angesagt. Und da stehen wir. Noch viel länger als in der ersten Warteschlange. Unsere Jungs sind mittlerweile schon jeder für sich gerutscht, huschen nur kurz bei uns vorbei und schwärmen von der „supercoolen" Rutsche.

„Die ist so genial! Macht voll Spaß", meinen sie begeistert und sind auch schon wieder verschwunden.

„Hey, das passt ja, denn ich will Spaß!", denke ich, „Ich habe es verdient, Spaß zu haben und das Leben zu genießen!" Und ich freue mich nun noch mehr auf die Fahrt. Schritt für Schritt kommen wir näher und dann erreichen wir die Treppe, die nach oben führt. Stufe um Stufe nähern wir uns unserem Ziel und umso höher ich komme, desto mehr Einblick bekomme ich von der Rutsche. Zur Rutsche blickend, wende ich mich meinem Mann zu:

„Das ist doch ganz schön schnell. Und ganz schön hoch!"

„Och, geht!", sagt er nur knapp.

Ich werde etwas nervös und sage verunsichert:

„Ich glaube, ich mag doch nicht!"

„Klar", entgegnet mir mein Mann mit sicherer Stimme.

„Wir zwei machen das! Zusammen! Wir schaffen das!" Okay, denke ich, aber dennoch schaue mich nach einem unserer Söhne um, der stellvertretend für mich den Platz im Doppelreifen einnehmen könnte. Leider ist nur keiner der beiden da! Und bevor ich weiter überlegen kann, sind wir auch schon dran. Auf einmal geht es doch schnell.

Ich nehme vorne Platz, mein Mann hinten. Und dann fahren wir los. Das Wasser trägt unseren Reifen mit uns an Bord davon.

„Ich kann dich mit den Füßen festhalten!", schlägt mein Hintermann vor und als ich um die Ecke blicke und das Gefälle sehe, rufe ich so laut ich kann:

„Jaaa, halt mich, ganz fest!"

Wir rauschen auf der Rutsche steil bergab und ich kreische mir die Lunge aus dem Hals. Nach wenigen Sekunden kommen wir eine Etage tiefer an. Wir schwenken hin und her und pendeln uns langsam ein. Dann gleitet der Reifen weiter zur nächsten Enge.

„Aussteigen, einfach aussteigen!", denke ich, denn ich fürchte, dass da gleich etwas kommen wird. Ich weiß, dass da gleich etwas kommt. Und dann plötzlich muss ich an damals denken. Damals, als mein Mann und ich die Diagnose erhalten haben, wir als Tandem vor der Ärztin saßen und sie uns sagte, dass ich Krebs habe. Damals wollte ich am liebsten flüchten, einfach aussteigen, weggehen und diesen Schrecken hinter mir lassen. Aber das ging nicht und das geht auch heute nicht.

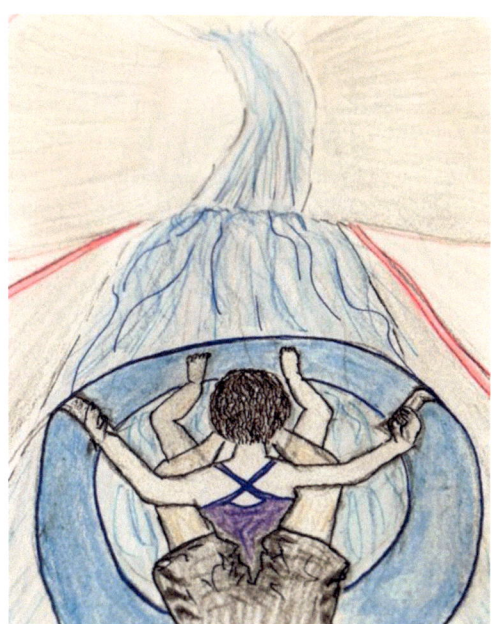

Ich sitze fest und muss da durch. Durchhalten, durchstehen, überleben.

Wir gleiten auf dem Reifen um die Kurve und dann sehe ich es: den Abgrund, die steile Bahn, die Tiefe. Ich sehe die Katastrophe vor mir und ich kann nichts dagegen tun. Augen zu und durch. Abwärts, mit voller Geschwindigkeit geht es tief abwärts. Mein Magen hängt noch oben in der Luft, während ich nach unten rase. Meine Adrenalinausschüttung ist immens und ich glaube, dass ich niemals unbeschadet unten ankommen werde. Ich habe Angst und ich schreie. Ich schreie so laut ich kann und solange ich kann. So höre ich zumindest, dass ich noch am Leben bin.

Ich kreische hoch, schrill, voller Panik. Panik hatten wir auch damals, als uns gesagt wurde, was auf die Diagnose folgt: Operation, Chemo, ständige Kontrollen. Damals dachten wir, dass mein Leben zu Ende geht. Mein Adrenalinwerk war auf Dauerproduktion eingestellt und wir hatten Angst. Nichts konnten wir dagegen tun. Augen zu und durch. Und dann, irgendwann nach einer gefühlten Ewigkeit, hatten wir es geschafft und alles war vorbei. Mein Körper brauchte etwas Zeit, um die Extremsituation zu verarbeiten.

Zeit und Halt war nötig. Beides hatte ich. Zeit zum Genesen und Halt von all den lieben Menschen.

Zeit und Halt habe ich auch jetzt. Mein Körper ist noch wackelig nach dieser steilen Abfahrt. Stress und Erleichterung machen sich breit. Mein Mann nimmt mich in den Arm, küsst mich und sagt:

„Das hast du gut gemacht!"

„Das hast du gut gemacht!", sagte er auch, nachdem ich mit der Behandlung durch war. Er nahm mich in den Arm und küsste mich.

Und wie geht es mir nach dem, was ich erlebt habe? Ich bin froh. Ich bin froh und erleichtert, dass es vorbei ist. Und ich bin stolz. Stolz auf mich, dass ich es geschafft und es gut gemacht habe. Ich bin nicht geflüchtet, bin nicht verzagt, sondern habe die Situation angenommen, es laufen lassen und bewältigt. Ich habe es geschafft. Die Behandlung damals und die Big Wave heute.

Ich bin stolz auf mich, weil ich erkannt habe, dass ich im Wellengang des Lebens sehr stark bin, großes Durchhaltevermögen besitze und niemals allein bin.

Zusatz:

In die Wasserrutsche habe ich mich selbst hineinbegeben und mich dazu entschlossen. Zu einer Krebsdiagnose entschließt man sich nicht, sondern man bekommt sie. Man bekommt sie einfach so. Es trifft einen keine Schuld, man hat sie sich weder gemacht, noch hat man sie verdient. Sie trifft einen ganz abseits von Schicksal und Fairness. Und wenn man die Diagnose erhält, dann sitzt man quasi schon auf dem Reifen in der Rutsche und fährt los. Man ist mit der Gefahr konfrontiert und der Körper reagiert. Stresshormone werden tausendfach ausgeschüttet und man steht völlig neben sich. Ist gar nicht richtig da, sondern eher woanders. In einem Vakuum von Angst und Ohnmacht gefangen. Zeit und Halt geben in diesem Hohlraum dann Hoffnung und Sicherheit. Hoffnung, dass es vorbeigeht und Sicherheit, dass man nie allein ist. Ist die Gefahr dann behoben, fühlen wir uns erlöst. Ein Gefühl von Leichtigkeit und Befreiung stellt sich langsam ein. Und nicht selten erfüllt uns dann Euphorie.

Die Giraffe und der Krebs

Eine Giraffe lebte nahe einer Wasserstelle inmitten eines Urwaldes. Lianen hingen bis auf den Boden und die Baumkronen trugen schöne Blüten. Schon früh wurde der Giraffe beigebracht, auf Verstrickungen der Lianen zu achten, um sorglos die Blätter als Nahrung und die Blüten als Augenschmaus genießen zu können. Wachsam schritt sie durch den Wald. Ihr langer Hals half ihr dabei.

Als sie an die Wasserstelle stolzierte und sich zum Trinken neigte, bemerkte sie im kühlen Blau einen Krebs. Wie die Giraffe bereits als Kind gelernt hatte, war der Krebs gefährlich und konnte verletzten. Und deswegen begann sie, mit ihren starken Beinen nach dem Krebs zu treten. Wie der Krebs bereits als Kind gelernt hatte, musste er Angst und Schrecken verbreiten. Und deswegen begann er, mit seinen Scheren nach der Giraffe zu schnappen.

„Was machen wir hier?", fragte die Giraffe.

„Lass uns aufhören!", schlug der Krebs vor und fügte hinzu: „Ich mache dir Angst und du glaubst, dass ich dich verletzen will. Doch das ist nicht mein Ziel. Ich möchte, dass die Tiere mich nicht nur als Quälgeist betrachten, sondern auch als Schutzpatron."

Die Giraffe war skeptisch, willigte in diesen Waffenstillstand aber ein. Nicht lange dauerte es und der Krebs hörte die Giraffe um Hilfe rufen. Lianen hatten sich um ihre langen Beine gewickelt und sie zum Stürzen gebracht. Verzweifelt und ängstlich lag sie am Boden. Der Krebs zögerte nicht, kroch an Land und zwickte mit seinen beiden Scheren die Lianen durch.

So stand die Giraffe wenig später wieder auf den Beinen und verdankte ihre Freiheit dem Krebs.

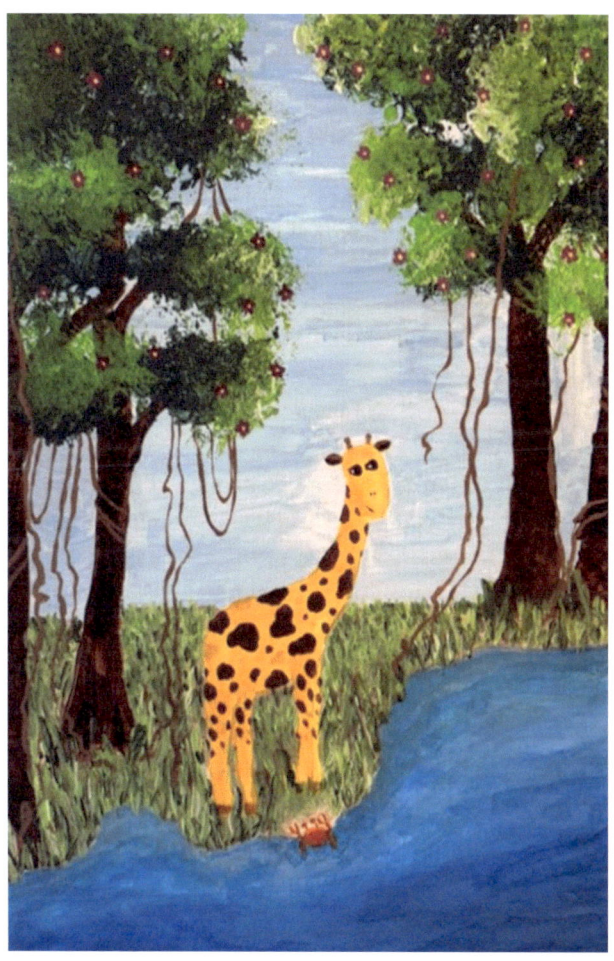

Optionen

Wenn man die Diagnose Krebs erhält, wenn man das Gefühl hat, das Leben hat einem einen Strich durch die Rechnung gemacht und wenn man sich fragt, warum man gerade DAS verdient hat, kann dieser Situation unterschiedlich begegnet werden. Man hat verschiedene Möglichkeiten, den Umgang mit der Erkrankung zu gestalten. Was man wählt oder ablehnt, hängt davon ob, wie hilfreich man die Optionen für sich selbst einschätzt. Wahlmöglichkeiten gibt es einige.

Option A: Google

Man surft im Internet, macht sich im Netz schlau, sammelt Informationen. Man sucht und liest, man gibt Schlagworte ein und überfliegt Texte, bis man zum Wesentlichen vorrückt. Dann freut man sich, weil man nun Klarheit, Tipps und Lösungen bekommt. Diese Freude währt aber nicht lange. Spätestens nach dem zweiten Abschnitt stößt man auf pathologische Eventualitäten, die man besser nicht wissen sollte. Ausdrücke wie „schwere Erkrankung", „Notfall", „Tod" oder Eigenschaftswörter wie „unbedingt", „unverzüglich", „erheblich" … führen dazu, dass die gewünschte Klarheit zur nackten Angst wird. Noch schlimmer ist es bei Informationen, die aus Foren stammen. Fragen, die Betroffene aus purer Verzweiflung stellen, werden mit schmetternder Härte kommentiert: „Wieso bist du nicht längst beim Arzt!?", „Das hört sich nicht gut an!", „Worauf wartest du? Wohl auf deinen Tod!" … Nach dem Lesen in Foren fühlt man sich keineswegs informierter, sondern verunsicherter, verwirrter und ängstlicher. Als Leser reagiert man unweigerlich darauf, denn das eigene Unbewusste nimmt diese Zeilen ernst. Es unterscheidet nicht zwischen Wahr- und Unwahrheit und so nimmt es die Begriffe voll auf. Das führt zu Stress und ein Mechanismus setzt sich in Gang, der schadet. Und trotzdem recherchiert man immer wieder, gibt erneut zentrale Begriffe ein und öffnet erwartungsvoll die Internetseite. Mittlerweile hat die Wissenschaft einen Namen gefunden, der die ständige Suche im Netz nach Krankheiten beschreibt: Cyberchondrie oder Morbus Google. Was lustig klingt, ist eine echte Erkrankung, nämlich eine Angststörung, die man ohne fachliche Unterstützung wohl kaum loswird.

Die Frage ist: Ist Option A hilfreich? Würdest du Option A wählen? Lehnst du Option A ab?

Option B: Wortwechsel

Man plaudert mit vielen Personen, quatscht mit diesen und jenen, erzählt Hinz und Kunz von der erhaltenen Diagnose. Man wiederholt es immer und immer wieder, mal etwas allgemeiner, mal etwas tiefgründiger. Die Zuhörer schauen verständnisvoll, stellen Fragen, versichern sich, ob sie es auch wirklich richtig verstanden haben. Sie reagieren erschrocken, perplex oder gelöst, je nachdem, was sie erzählt bekommen. Sie spiegeln das, was man selbst fühlt und das, was man durch den Schock der Diagnose nicht benennen konnte. Man erkennt sich in ihnen und wird dadurch klarer.

Diese Klarheit währt aber nicht lange. Wenn man unreflektiert jeden über das eigene Befinden informiert, erhält man von jedem unreflektierte Infos und jeder weiß dieses Befinden unreflektiert zu konnotieren: „Also ich an deiner Stelle würde ja …", „Wenn ich du wäre, würde ich …", „Warum machst du nicht einfach …!" Für das Gegenüber klingt das so leicht, so einfach, so selbstverständlich. Das Gegenüber ist ja auch nicht betroffen, hat eine Distanz zur Erkrankung und kann deswegen gut reden. Und so wird aus dem Wunsch, seine eigenen Gedanken zu teilen, ein Dialog der Rechtfertigung. Ein Wieso, Weshalb, Warum man gerade dies so tut oder gar anders macht oder warum eben nicht. Aus dem Gespräch, das gut tun sollte, wird eine Qual, die anstrengt. Der Wunsch nach Klarheit wandelt sich in Beklemmung und aus dem entgegengebrachten Verständnis des Gesprächspartners folgt verständnislose Mimik.

Die Frage ist: Ist Option B hilfreich? Würdest du Option B wählen? Lehnst du Option B ab?

Option C: Stille

Man sagt nichts. Kein Wort, zu niemanden, auch nicht zu sich selbst. Wenn nicht gesprochen wird, wird auch nichts sein. Wenn nichts gesagt wird, gibt es nichts. Die Vogel-Strauß-Taktik bringt Erleichterung. Man grenzt sich zu dem ab, was verletzlich macht, was man nicht sehen mag. Das schreckliche Wissen fernhalten, um sich zu schützen. Die Augen vor der Realität verschließen, um in der vertrauten Illusion weiterzumachen, als wäre nichts. Lieber die naive Rolle weiterspielen, die leicht und locker macht.

Diese Leichtigkeit währt aber nicht lange. Auch wenn

man die Augen verschließt, besteht die Wahrheit weiter, verursacht weiterhin Konflikte und macht die Situation kniffliger. Der Schaden nimmt also zu. Das kann auf physischer Ebene sein, indem wichtige Behandlungen oder Therapien nicht stattfinden. Das kann auf psychischer Ebene sein, indem Gefühle verdrängt werden, Gedanken weggedrückt und gewisse Emotionen bagatellisiert werden. Doch wie ein Kessel, der irgendwann dem Druck nicht mehr standhält, wenn stetig mehr reingepumpt wird, macht es irgendwann, bei dem einen früher, beim anderen später, PENG und alles explodiert. Oder es implodiert. Oder was auch immer. Jedenfalls bekommt man einen Zusammenbruch.

Die Frage ist: Ist Option C hilfreich? Würdest du Option C wählen? Lehnst du Option C ab?

Option D: Expertenrat

Man wendet sich einem Fachmann zu. Einem Spezialisten, der alles weiß, der ein Experte auf seinem Gebiet ist. Er kann einem darlegen
1. warum DAS so ist, wie es ist
2. was es zur Behebung dieser Lage braucht
3. dass ein regelmäßiger Arztbesuch nötig ist
4. wie man sich als Betroffener zu verhalten hat
5. was normal, merkwürdig und a-typisch ist
6. was im Anschluss an die Behandlung ansteht.
Rundum weiß er, was gut für einen ist und kümmert sich um alles. Er versorgt und besorgt Notwendigkeiten. Bei ihm ist man in schützenden Händen. Nicht umsonst hießen

die Ärzte einst „Götter in Weiß".

Dieser Schutz währt aber nicht lange. Spätestens wenn man ein neues Anliegen und der Experte keinen Termin frei hat, spürt man, wie abhängig man ist. Das „Tut mir leid, aber der nächste freie Termin ist erst in … Wochen oder Monaten" führt geradewegs in den Abgrund. Der hoffnungsspendende Lichtkegel, den der Experte mit seiner fachmännischen Laterne erzeugt hat, bleibt aus und man selbst verharrt in der bedrückenden Finsternis. Diese Dunkelheit macht Angst, man fühlt sich alleine und wartet regungslos ab. Man erträgt die Zeit des Wartens, bis die Laterne endlich wieder angeknipst wird. Angeknipst von ihm, dem Experten, dem Retter. Nur blöd, wenn aus organisatorischen oder privaten Gründen oder im Krankheitsfall der Termin verschoben oder gar abgesagt wird. Dann irrt man in der Dunkelheit umher, auf der Suche nach einem rettenden Lichtpunkt.

Die Frage ist: Ist Option D hilfreich? Würdest du Option D wählen? Lehnst du Option D ab?

Option E: Egozentrismus

Man hört ausschließlich auf sich. Man weiß, was für einen selbst das Beste ist und lässt sich von niemandem reinreden. Die eigene Ansicht, Meinung, Erkenntnis zählt, denn man weiß es einfach besser als die anderen. Die anderen machen Fehler, verstehen es nicht, sind ein bisschen dumm. Aber man selbst hat den Durchblick und durchschaut es. Das tut gut und verleiht das Gefühl von Allmacht. Man steht über allem und jedem, alles dreht sich um einen, denn man ist wichtig. Man fühlt sich stark, setzt immer alles durch und kann auf jegliche Situationen Ich-bezogen reagieren. Wenn das Ich der Mittelpunkt ist, hat man immer Recht und immer Vorteile.

Doch diese Form der Selbstliebe, den man auch Narzissmus nennen kann, hat den Nachteil, dass man arrogant und anmaßend wirkt, überheblich, großspurig und herablassend. Wer nicht derselben Meinung ist, gilt als inkompetent und schwach, wer keine Bewunderung ausspricht als neidisch und eifersüchtig. Nur an sich zu denken, hält andere auf Distanz. Sie wenden sich von einem ab und gehen keine tiefe Beziehung mit einem ein. Man erhält keinen Beistand und ist allein. Allein in dieser schweren Zeit.

Die Frage ist: Ist Option E hilfreich? Würdest du Option E wählen? Lehnst du Option E ab?

Option F: Selbstdialog

Man geht in einen Dialog mit sich selbst. Man wendet sich seinem Inneren zu und fragt sich selbst: Was tut mit jetzt gut? Man konzentriert sich nicht auf das Außen, sieht nicht in Ärzten den „Gott in Weiß", sondern findet den Gott in sich selbst. Man erhält die notwendige Sicherheit nicht durch andere, indem man ihnen die Entscheidungen überlässt, sondern übernimmt selbst Verantwortung und gewinnt dadurch Sicherheit, Selbstsicherheit. Wenn man in sich hineinhorcht, aufrichtig und ehrlich, dann weiß man es. Was tut mir jetzt gut? Wer tut mir jetzt gut? Es muss sich stimmig anhören, was da kommt. Stimmig anfühlen muss es sich. Wenn es stimmig ist, ist es das Richtige.

Ein Recherchieren im Internet ist gut und hilfreich, solange man es als stimmig empfindet. Ein Austausch mit Hinz und Kunz ist hilfreich, solange es sich stimmig anfühlt. Die Vogel-Strauß-Taktik, das Hinzuziehen eines Experten oder das ausschließliche Hören auf sich selbst kann eine Zeit lang das Richtige sein, sofern es sich gut und stimmig anfühlt.

Ist es nicht gerade der Blick auf die innere Zufriedenheit, die zur Genesung beiträgt? Bin ich zufrieden mit dem, was ich tue, mit wem ich zusammen bin, was da läuft, … dann bin ich ruhig, gelassen, locker, klar für mich, nicht belastet, ich bin frei. Optimale Voraussetzungen für die eigene Genesung.

Ehrlich muss die innere Auseinandersetzung jedoch sein. Grundehrlich und ohne Spielchen, ohne den Versuch, etwas zu vertuschen oder zu täuschen. Die unverblümte Selbstreflektion, der selbstkritische Austausch ist kein leichter Prozess. Alte Muster, Prägungen, Verführungen bieten sich an und zeigen einen vermeintlich leichteren Weg auf. Doch will man wahre Zufriedenheit erreichen, so muss man sich auf zur eigenen Mitte machen. Der Weg geht nur über sich, nicht über andere. Der Selbstdialog, das Hineinspüren, die Konzentration auf die eigenen Bedürfnisse und Befindlichkeiten, die Achtsamkeit ist ein Schlüssel zum wahren Ich. Bleibt man bei sich, (er-)lebt man Autonomie und Selbstbestimmung. Trifft man eigens wichtige Entscheidungen, (er-)lebt man Selbstbemächtigung und Empowerment. Für sich selbst die Verantwortung zu übernehmen, befriedigt und macht unabhängig. Und trotzdem: Menschen sind soziale Wesen. Soll heißen, man braucht andere Menschen, damit es einem gut geht. Es ist ein wichtiges menschliches Bedürfnis, sich mit anderen zu umgeben, auszutauschen, zu kommunizieren … Im Gespräch lernt man eventuell Optionen kennen, auf die man allein nie gekommen wäre. In einer Konversation kann durch neue Infos und interessante Inhalte der eigene Wissensstand erweitert werden. Indem der Gesprächspartner seine Perspektive erläutert, kreative Ideen formuliert, Fragen stellt und das Gehörte mit eigenen Worten zusammenfasst, setzt derjenige Impulse. Optimal ist es, wenn dieser Jemand einen ergänzt. Menschen streben nach Ergänzung, nach Erweiterung und Bereicherung, denn das Leben besteht aus Facetten. Obwohl andere Menschen den eigenen Weg begleiten und Einfluss nehmen können, ist man stets selbst der Regisseur seines Lebens. Nichts ist festgeschrieben, sondern es kann verändert werden. Es kann variiert werden, wenn man es will. Der Mensch ist frei und jeder definiert seine Freiheit selbst.

Die Frage ist: Ist Option F hilfreich? Würdest du Option F wählen? Lehnst du Option F ab?

Ich für mich habe mich entschieden.

Vielleicht passt eine der Möglichkeiten für dich, vielleicht ist eine Kombination aber passender. Eventuell präferierst du eine ganz andere Perspektive, eine Option G.
Oder du gelangst über Option X zu deinem Weg, der für dich genau der richtige ist.

Du hast die freie Wahl.

Perspektivwechsel

„Auf dich, meine Liebe.
Auf dich, auf dein Leben und auf dein lebendiges Ich ".

So hatte ich mir das nicht vorgestellt.
So sollte es nicht sein.
So intensiv kann das Leben sein.

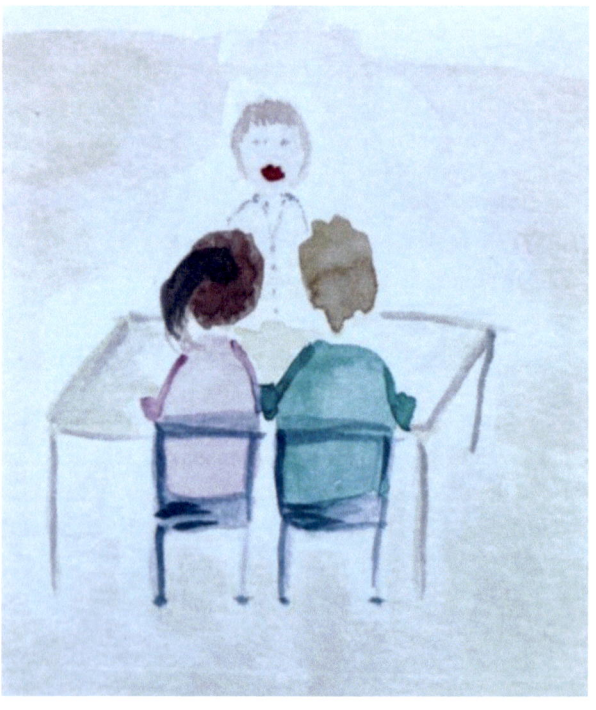

Wenn ich mich zurückerinnere an die erste Situation, in der ich eine Ahnung davon bekam, krank zu sein, dann sehe ich mich. Ich sehe mich im Arztzimmer, wie ich dasitze. Sehe mich dasitzen neben meinem Mann. Vor uns der große Schreibtisch der Ärztin, die uns gerade darüber informiert hat, was ich habe:

„Sie leiden an einem endometrioidem Adenokarzinom des Corpus uteri sowie am synchronen bilateralen endometrioiden Ovarialkarzinom. Zudem besteht eine Metastase des Omentum."

In meiner Erinnerung sehe ich mich von hinten, sehe meinen Ehemann von hinten und nur die Ärztin von vorne. Ich sehe, wie ihre Augen konzentriert die beiden Personen anblicken. Sehe, wie ihr Mund die Worte formt, die sie deutlich ausspricht:

„In einer Operation erfolgt eine Laparotomie durch Längsschnitt von der Symphyse bis drei Zentimeter über den Nabel. Es schließt sich die Adnexektomie beidseitig, die totale Hysterektomie und die partielle Omentektomie an, um danach, das Peritoneum parietale in allen Quadranten zu entnehmen. Mit der systematischen Lymphadenektomie endet der fünfstündige medizinische Eingriff."

Ich sehe, wie sich die Rücken der beiden Personen langsam bewegen. Sie atmen schwer. Ich sehe, wie ihre Schultern hängen und sie ihre Köpfe nach unten neigen. In ihren Körpern steckt Ohnmacht, Passivität und Angst. Sie wirken geschwächt.

Wenn ich mich zurückerinnere an diese erste Situation, sehe ich eine Frau, die eine sehr schwere Diagnose gestellt bekommt. Ich sehe mich von hinten und weiß:

„Ich bin die Frau, die Krebs hat!"

Ein Wechsel geschieht, ein Perspektivwechsel.

Hinter den beiden Personen vorbei wechsle ich meine Position. Ich verändere meinen Standort und gehe am Ehepaar vorbei, laufe am Schreibtisch entlang und stelle mich hinter die Ärztin. Nun blicke ich die beiden Personen an. Von vorne sehe ich mich, wie ich dasitze. Ich sehe mich,

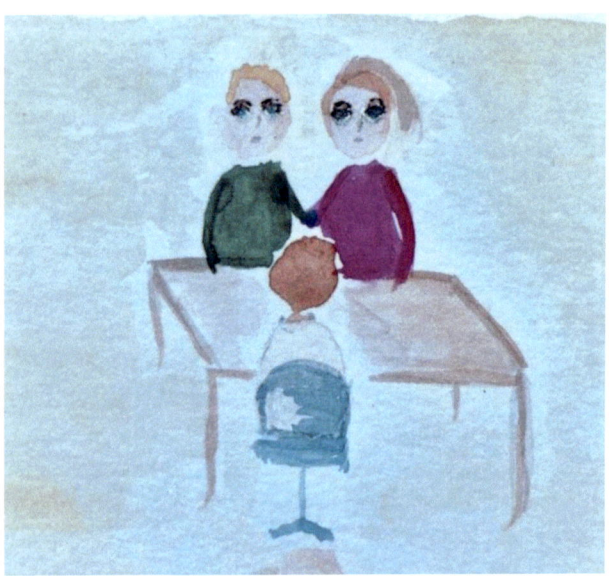

wie ich dasitze neben meinem Ehemann. Vor uns die Ärztin, die uns gerade darüber informiert, was ich habe: „Sie haben zwei Tumore in den Eierstöcken, in jedem Eierstock einen. Außerdem gibt es noch einen dritten Tumor in der Gebärmutterschleimhaut und eine Absiedelung auf dem Bauchfell."

Ich sehe mich von vorne, sehe meinen Mann von vorne und nur die Ärztin von hinten. Ich sehe, wie angespannt unser Blick sich auf die Medizinerin richtet. Ich sehe meine Augen, die sich mit Tränen füllen. Ich sehe meine Gesichtsmuskeln, die zittern. Sehe meinen Körper, der verkrampft und erstarrt auf dem Stuhl sitzt, als er hört:

„Es wird eine fünfstündige Operation auf Sie zukommen. Ihr Bauch wird ungefähr 30 Zentimeter weit senkrecht geöffnet, damit die Eierstöcke, die Gebärmutter, Teile des Bauchnetzes und des Bauchfells entnommen werden können. Möglichweise müssen mehrere Lymphknoten und auch weitere Stellen entfernt werden."

Ich sehe die beiden Personen, deren Körper geschwächt, passiv und verängstigt erscheint. Sie wirken verloren.

Wenn ich mich zurückerinnere an diese erste Situation, sehe ich diese Frau, die eine sehr schwere Diagnose gestellt bekommt. Ich sehe mich von vorne und fühle:

„Ich bin die Frau, die Krebs hat."

Ich spüre Traurigkeit in mir aufsteigen. Die Traurigkeit, die ich so oft weggedrückt habe. Ich spüre die Angst in mir aufsteigen. Angst vor dem Krebs, vor der Operation, Angst vor dem Tod.

Ich fühle mich hilflos und ausgeliefert. Ich fühle mich erstarrt und gelähmt. Und ich fühle mich allein. Wie ein Mädchen, das gerade erfahren hat, dass es doch Monster gibt.

Beide Frauen blicken sich an. Die Frau, die ängstlich auf dem Stuhl sitzt und die es noch vor sich hat. Und die Frau, die aufrecht steht und es schon hinter sich hat. Mit liebevollem und klarem Blick schreitet sie um den Schreibtisch herum, ohne die Augen von ihr zu lassen. Sie geht auf die sitzende Frau zu und nimmt sie in den Arm. Sie beugt sich zu ihr hinunter und umarmt sie. Die sitzende Frau spürt Stärke und Kraft. Sie fühlt sich verstanden und geborgen. Um den Schutz noch mehr zu erleben, steht sie vom Stuhl auf.

Die Arme eng umschlungen, fest aneinandergedrückt, spüren beide Frauen die Wärme und die Liebe, die von der anderen ausgeht. Und sie genießen es.

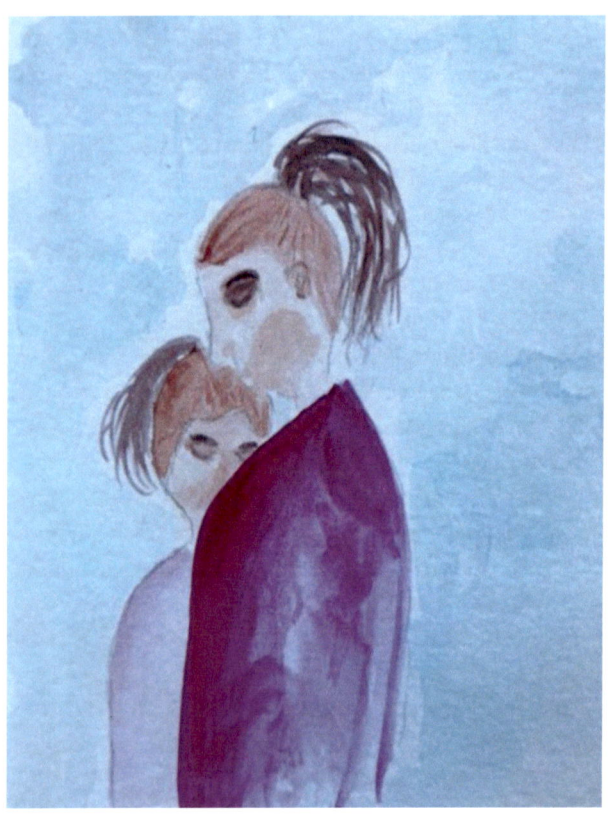

„Alles wird gut. Du schaffst das. Du bist stark", sagt die eine.

Diese Worte tun der anderen gut, geben Halt.

„Alles wird in Ordnung kommen", ergänzt die eine. Diese Worte tun der anderen gut, geben Zuversicht.

„Du wirst es schaffen, denn ich habe es bereits geschafft."

Diese Worte beruhigen und geben Mut. Mut, die Hürden zu nehmen, die nun auf sie zukommen. Zuversicht, dass sie diese bewältigen wird.

Wenn ich mich zurückerinnere an diese erste Situation, in der ich erfuhr, dass ich Krebs habe, weiß und fühle ich, dass ich tatsächlich diese Frau bin, die diese Diagnose gestellt bekam, die operiert wurde, die die Chemo erlebt hat und die all das geschafft hat.

Zwar habe ich mir das so nicht vorgestellt, zwar sollte es so nicht sein, doch, wenn das Lebens anders intensiv läuft als gedacht, und man sich zurückerinnert an die erste Situation und man weiß und spürt: „Das habe ich bewältigt. Das habe ich geschafft", dann wird es Zeit, das Glas zu erheben, stolz auf sich zu sein und zu sagen:

„Auf mich, meine Liebe. Auf mich, auf mein Leben und auf mein lebendiges ICH."

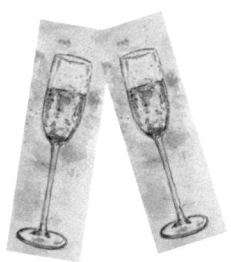

Die Frau und das Monster

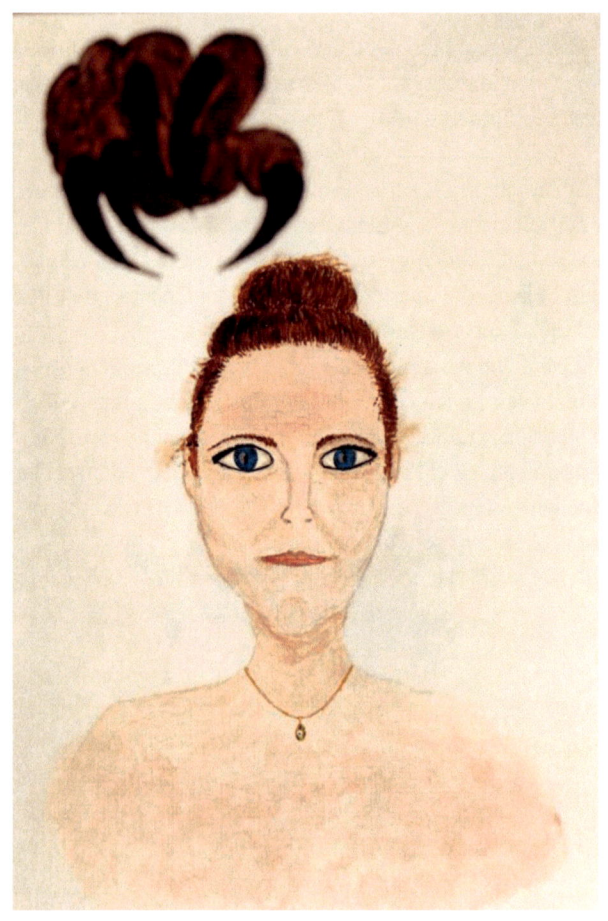

Es war einmal ein Mädchen, das hieß Aurelia. Und es lebte zusammen mit ihren Eltern und ihrer Schwester in einem kleinen Dorf. Die Familie war arm und so mussten die Eltern viel arbeiten gehen. Der Vater arbeitete jeden Tag bis spät am Abend im Erzbergwerk und kam erschöpft vom Bohren der tiefen Löcher, dem Graben der Gänge und dem Befördern des Erzes über Tage nach Hause. Die Mutter ging bei einem adligen Ehepaar arbeiten, sorgte für Ordnung in deren Haushalt, richtete ihnen das Essen und bediente sie. Oft wurde sie auch außerhalb ihrer Arbeitszeit von den Herrschaften gerufen, um deren Aufträge zu erfüllen. Des Geldes wegen kam die Mutter dieser Pflicht nach.

So waren die beiden Schwestern oft ohne die Eltern. Zum Glück gab es die Großmutter. Sie versorgte ihre Enkelinnen gut, zeigte ihnen, wie der Haushalt zu führen war, kochte, wusch die Wäsche und war immer für die Kinder da.

Wann immer die Eltern konnten, spielten sie mit ihren Töchtern, gingen mit ihnen in die Natur, lasen Geschichten vor und kuschelten mit ihnen. Sie waren gute Eltern und die Mädchen hatten ein schönes und geborgenes Leben. So vergingen die Jahre und aus den Mädchen wurden junge Frauen. Sie lernten Männer kennen, heirateten, bekamen jeweils zwei Kinder und führten ein anständiges Leben. Genauso wie sie es bei ihren Eltern erlebt hatte, so war auch Aurelia eine liebvolle Mutter, die sich um ihre beiden Kinder und das Wohl ihrer Familie kümmerte. Und zugleich war sie eine fleißige Arbeiterin. Obwohl sie einen wohlhabenden Mann geheiratet hatte, der seine Frau und die Kinder von Herzen liebte und alles dafür tat, dass es seiner Familie an nichts fehlte, entschied Aurelia, zu arbeiten.

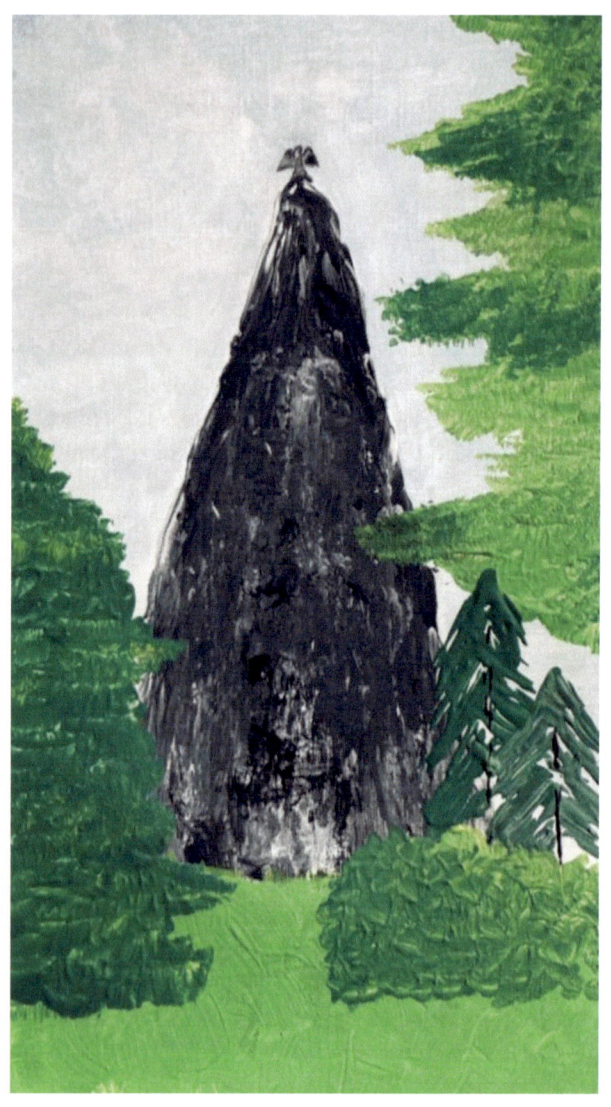

Wie ihre Mutter wählte sie dafür eine Tätigkeit, bei der sie andere unterstützte. Anders aber als ihre Mutter bediente sie dabei keine älteren Herrschaften, sondern kümmerte sich um arme Waisenkinder, deren Eltern gestorben, weggelaufen oder nicht gut zu ihnen waren.

Aurelia mochte ihre Arbeit und ihr Herz ging auf, wenn sie ein Waisenkind zu einer guten Familie vermitteln konnte. Es machte sie glücklich, wenn die einst so traurigen Kinder Freude zeigten und wenn sich ein Lächeln auf deren Lippen abbildete. Es gab so viele Kinder, die Aurelias Unterstützung brauchten, die hilflos und bedürftig waren, dass sie oft erst spät am Abend vom Waisenhaus heimkam. Dann schliefen ihre Kinder schon und sie konnte ihnen nur noch ein Küsschen auf die Stirn geben. Ihr Ehemann empfing sie mit warmem Essen, fragte, wie ihr Tag war und hörte ihr zu, wenn sie von den schwierigen, aber auch herzlichen Momenten aus dem Waisenhaus erzählte.

Wann immer es ging, spielten die Eltern gemeinsam mit ihren beiden Kindern, gingen mit ihnen in die Natur, lasen Geschichten vor und kuschelten mit ihnen.

Aurelia führte ein gutes Leben, lebte in einer herzlichen Familie und hatte eine erfüllende Arbeit.

So vergingen Tage und Wochen und daraus wurden Jahre. Ja, Aurelia führte ein gutes Leben und doch … etwas hatte sich verändert. Tagsüber war sie oft müde und erschöpft, bei der Arbeit empfand sie weniger Freude, zuhause war sie nur noch selten ein Spielpartner für ihre Kinder und als Paar hatten sie und ihr Mann kaum mehr Zeit füreinander. Nachts schlief sie nicht mehr gut und seit einigen Nächten träumte sie sogar von grässlichen Monstern, die sie anstarrten.

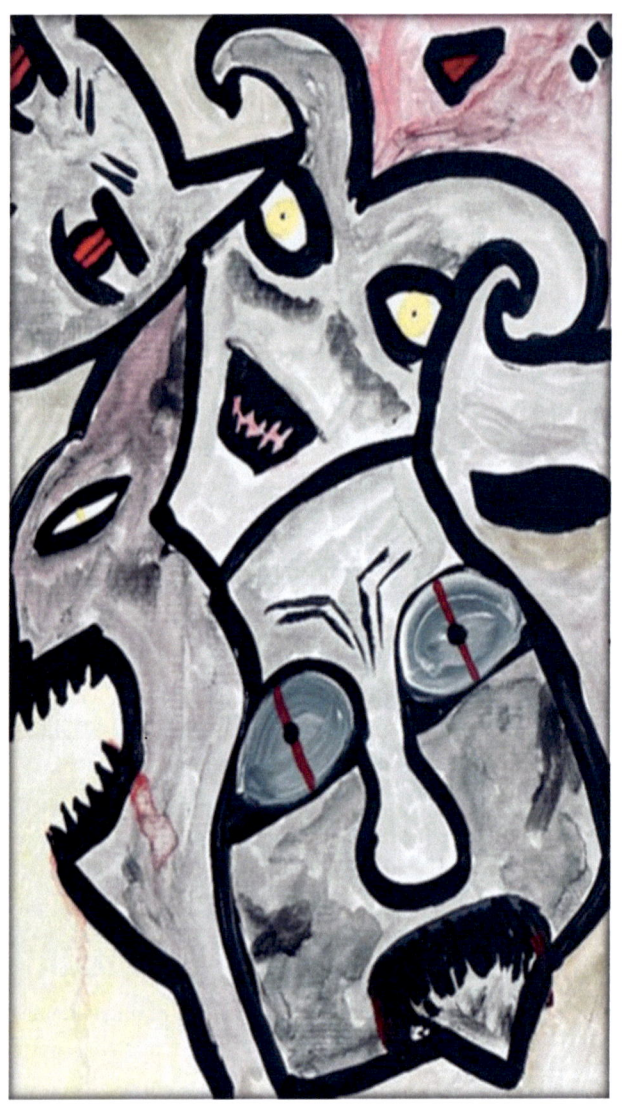

Eines Tages klopfte es dreimal an der Tür. Aurelia, die heute ihren freien Arbeitstag hatte, ging zur Haustür und öffnete sie. Ein junger Mann mit lockigem, halblangem blondem Haar stand da und blickte sie an.

„Grüß Gott! Heute ist ein besonderer Tag!", begrüßte er sie.

„Ich weiß, du bist müde und fühlst dich schwach. Ich möchte dir die Möglichkeit geben, daran etwas zu ändern."

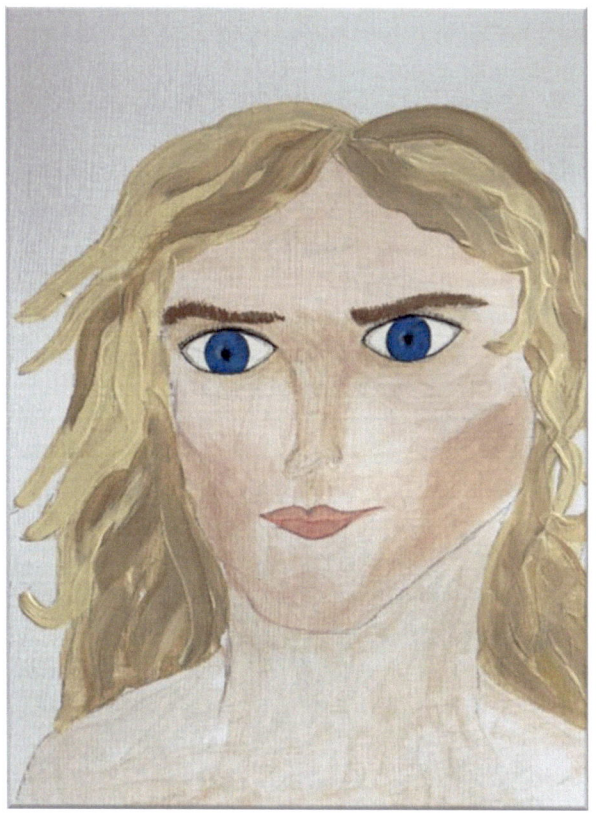

Er blickte Aurelia interessiert an, lächelte und streckte ihr die Hand entgegen. In seinen blauen Augen spürte sie, dass, obwohl sie ihn nicht kannte, etwas in ihr ihm folgen wollte. Sie spürte, dass es Zeit war, in ihrem Leben etwas zu verändern.

„Es ist deine Chance und du musst dich jetzt und hier entscheiden!", forderte er sie auf. „Gehst du oder bleibst du?"

Aurelia wurde ganz nervös. Es war, als liefen Tausende von Ameisen in ihrem Bauch herum und ihre Hände wurden ganz klamm.

„Eine Veränderung! Neue Kraft", schoss es ihr durch den Kopf. „Ich will die Chance ergreifen!"

Noch ehe der Gedanke fertig war, fuhr ein Ruck durch ihren Körper und sie wurde nach vorne gerissen. Dann war es schwarz vor ihren Augen.

Im nächsten Augenblick war sie nicht mehr in ihrem Haus, stand sie nicht mehr im Flur, sondern war in einer Höhle. Die Höhle war dunkel, sie war feucht und kalt und es roch modrig. Drei Feuer, die an unterschiedlichen Stellen brannten, erhellten ein wenig die Umgebung, sodass Aurelia sich allmählich orientieren konnte. Da sie fror, stellte sie sich an die Feuerstelle, die ihr am nächsten war.

„Hallo?", rief sie und ihr Echo hallte dreimal nach.

„Hallo?", rief sie erneut. Ein drittes Mal schrie sie:

„Hallo! Ist da jemand? Wo bin ich?"

Der blonde Mann kam aus der Dunkelheit hervor und trat auf sie zu.

„Du hast dich entschieden. Entschieden, etwas zu verändern. Du bist nun hier und weg von allem. Hier, ohne Arbeit, ohne Pflichten. Du bist nun hier, ganz für dich allein. Nur du!", sprach er zu ihr.

„Aber so habe ich das nicht gewollt. Ich wollte nur Ruhe und mehr Kraft!", antwortete die Frau ängstlich.

„Schweig!", forderte er sie umgehend auf und sah sie böse an.

„Aber …!", kam es aus Aurelia hervor.

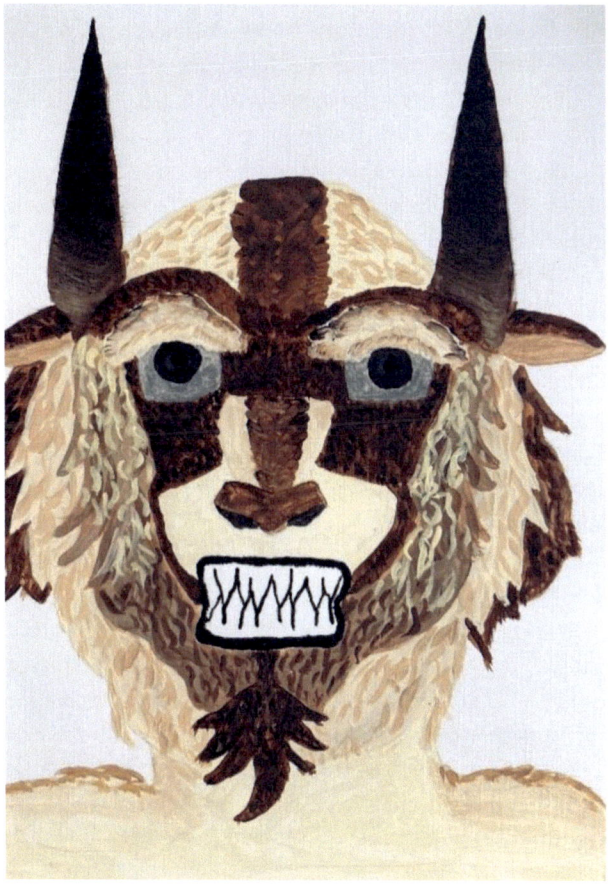

Dann verstummte sie schlagartig. Sie erstarrte aufgrund dessen, was sie mit ihren Augen sah. Vor ihr änderte sich das Aussehen des Mannes. Vor ihr verwandelte er sich. Vor ihr wuchsen allmählich Haare auf seiner Haut. Hörner stießen aus seinem Kopf, seine blauen Augen wurden tiefschwarz und sein Mund füllte sich mit scharfen und spitzen Zähnen. Mit seinen haarigen Armen und seinen rasiermesserscharfen Fingern zeigte er auf die Frau und brüllte:

„Schweig! Du hast dich entschieden!", und damit zog er sich in die Dunkelheit zurück.

Angsterfüllt und fassungslos sank Aurelia auf den Boden nieder. Sie zitterte am ganzen Leib und furchtbare Angst machte sich in ihr breit.

„Wer ist dieser Mann? Und wo bin ich? Was soll das hier? Wie komme ich nach Hause?", fragte sie sich.

Gelähmt vor Angst war sie unfähig, sich zu bewegen. Sie fühlte sich hilflos, ohnmächtig und ausgeliefert. Sie war allein, ganz allein. Wie sehr wünschte sie sich nun ihren Mann herbei. Er wäre stark und er könnte sich dem Monster stellen. Aurelia begann zu weinen und rückte so nah sie konnte ans Feuer heran.

„Du schaffst das!", hörte sie eine vertraute Stimme aus dem warmen Feuer ertönen. „Du bist stark und tapfer!"

Tränen füllten ihre Augen, strömten über ihre Wangen und tropften hinunter. Da fiel eine Träne auf den dunklen Boden und an dieser Stelle wuchs eine blau leuchtende Blume empor. Mit heller Stimme sprach sie:

„Hab keine Angst, Aurelia. Alles kommt in Ordnung. Glaub an dich, besinne dich auf deine Intuition und vertraue. Alles kommt in Ordnung."

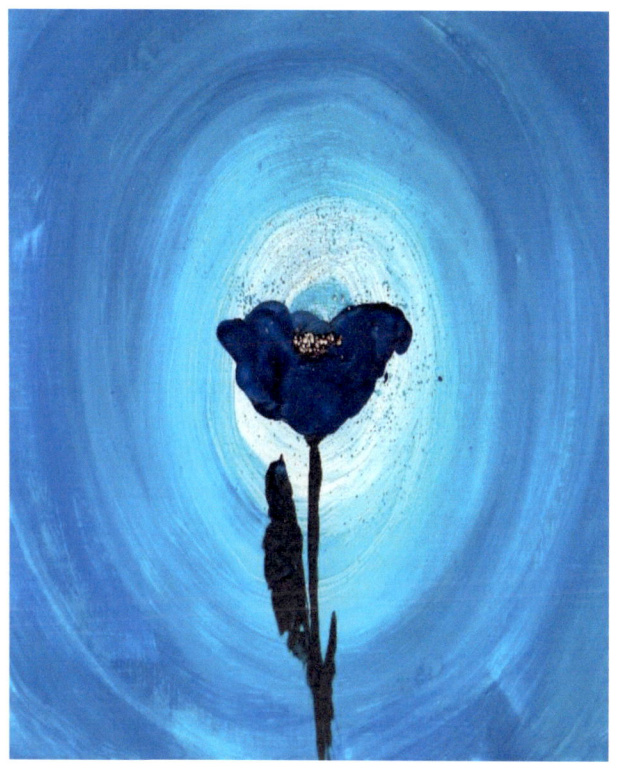

Ein lautes Raunen des Monsters schallte durch die Höhle. Dann erlosch das Leuchten der blauen Blume und sie verschwand.

„Hab Vertrauen, glaub an dich, besinne dich auf deine Intuition", überlegte sie, „alles kommt in Ordnung."

Während Aurelia die Worte immer wieder in Gedanken durchging, wurde ihr klar, dass sie ihre derzeitige Lage annehmen musste. Aber auch, dass dieser Zustand zeitlich begrenzt war, denn alles würde in Ordnung kommen.

Sie musste nur Vertrauen haben und daran glauben. In diesem Moment ging das Feuer neben ihr aus. Aurelia entschied sich schnell, aufzustehen und sich neben das andere wärmende Feuer zu setzen. Dann schlief sie ein.

Grässliche Laute ließen die Frau aus ihrem Schlaf erwachen. Als sie ihre Augen öffnete, sah sie sich um und wusste wieder, dass sie in einer dunklen Höhle war. Da erblickte sie das Monster. Es saß an einem Holztisch und vor ihm stand ein großer Teller mit einer gebratenen Ochsenkeule darauf. Davon aß es und grunzte und schmatzte. Es rülpste laut und schlug nach jedem Bissen seine Faust auf die Tischplatte, sodass es laut donnerte. Aurelia betrachtete das Monster. Sie sah die blonden Haare, die sein Gesicht umrandeten. Die zwei Hörner auf seinem Kopf wurden zur Spitze hin immer dunkler. Mit seinen scharfen Zähnen schlang es verfressen das Fleisch hinunter. Mit den haarigen Armen und Händen krallte es sich in die Keule und riss mit Hilfe seiner spitzen Fingernägel ganze Fleischbrocken heraus. Gierig führte es sie in seinen Schlund. Furchterregend und böse sah das Monster aus. Doch Aurelias Blick blieb wie hypnotisiert am Ungeheuer hängen und sie beobachtete sein Tun. Urplötzlich sprang es auf, schlug den Tisch beiseite, sodass es laut krachte und war mit einem Satz nur wenige Zentimeter vor Aurelia. Es fixierte sie. Starr vor Angst senkte sie ihren Blick.

„Du beobachtest mich. Du siehst mir zu. Du bewertest mich!", röchelte es und Aurelia vernahm den Gestank seines Atems.

„Du schaust und sagst nichts. Du überlegst und schlussfolgerst nichts. Du erkennst und entscheidest nichts."

Es wartete ab, doch Aurelia war wie gelähmt. Sie konnte nichts sagen, nichts anderes tun, als den Boden anzublicken. Sie konnte sich nicht bewegen.

„Gut so, hab Angst. Angst vor mir, Angst vor allem hier. Du wirst für immer Mein sein." Grölend entfernte es sich von der Frau. Dann war es weg.

Aurelia begann zu weinen und rückte so nah sie konnte ans Feuer heran.

„Du schaffst das!", hörte sie eine vertraute Stimme aus dem warmen Feuer ertönen. „Du bist stark und tapfer!"

Tränen füllten ihre Augen, strömten über ihre Wangen und tropften hinunter. Da fiel eine Träne auf den dunklen Boden und an dieser Stelle wuchs ein blau leuchtender Baum empor.

Und der Baum trug blaue Früchte. Mit sanfter Stimme sprach er: „Sei furchtlos und hab Vertrauen, denn alles wird gut. Nichts scheint wie es ist, du musst nur gut hinsehen. Im Schrecken liegt die Chance.

Nimm eine Frucht und steckte sie dir ein. Sie wird dir Kraft geben, wenn du sie benötigst und dir helfen, den rechten Weg zu finden."

Aurelia wischte sich die Tränen vom Gesicht und pflückte eine Frucht vom Baum. Dann erlosch das Leuchten des blauen Baumes und er verschwand.

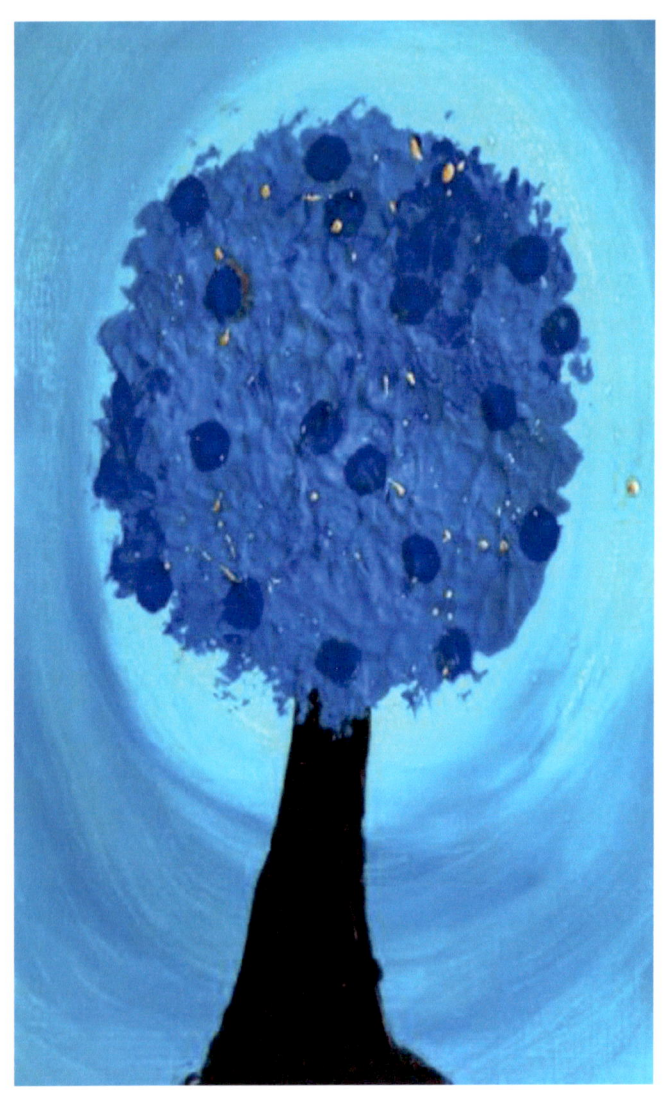

56

„Sei furchtlos und sieh gut hin“, überlegte sie. „Aber wohin?“

„Natürlich!“, ging es ihr auf, „das Monster. Ich fürchte mich so sehr vor dem Monster, dass ich es nicht anblicke. Im Schrecken liegt eine Chance. Das heißt ja, dass ich eine Chance bekomme, nach Hause zu gelangen.“

In diesem Moment ging das zweite Feuer aus und Aurelia machte sich umgehend auf zur letzten Feuerstelle, die sie wärmen sollte. Dann schlief sie ein.

Aurelia wurde von lauten und dumpfen Geräuschen aus ihrem Schlaf gerissen. Als sie ihre Augen öffnete, erkannte sie das Monster, das gerade dabei war, Bretter zusammen zu zimmern. Dabei grunzte und schnaufte es und schlug zufrieden mit einem Hammer die Eisennägel in das Holz. Selbstgefällig grinste es, denn es musste wohl bemerkt haben, dass die Frau es beobachtete.

Plötzlich sprang das Monster auf, trat herumliegendes Material achtlos um und gelangte umgehend nur wenige Zentimeter vor Aurelia. Es fixierte sie und brüllte ihr ins Gesicht. Starr vor Angst richtete sie ihren Blick auf ihre Hände, die sie betend in ihrem Schoß hielt.

„Beten, hoffen und vertrauen nützt dir nichts. Ausharren wirst du, gefangen sein in deiner Angst und in deinem selbstgemachten Korsett. Wirst in dieser Hütte bleiben, dein Leben lang“, und dabei zeigte das Monster auf die bereits angefertigte Holzhütte.

„Hier beginnt dein neues Leben in Gefangenschaft, ein Leben mit mir an deiner Seite!“

Es lachte laut und gehässig auf, sodass es Aurelia in ihren Ohren schmerzte. Dann krallte es sich in ihren Arm, zog sie fest in den Stand und befahl ihr, in die Hütte zu gehen. Aurelia rief: „Nein!“, begann sich zu wehren und versuchte sich zu befreien. Das Monster aber war stärker. Es grinste und schob sie mit Leichtigkeit in das Gefängnis hinein. Die Tür schloss es zu, wandte sich ab und scherte sich nicht darum, dass Aurelia schrie, gegen die Tür hämmerte und darum flehte, sie freizulassen.

Da begann sie zu weinen und sie drückte sich eng an die Tür heran.

„Du schaffst das", hörte sie eine vertraute Stimme ertönen. „Du bist stark und tapfer!"

Tränen füllten ihre Augen, strömten über ihre Wangen und tropften hinunter. Da fiel eine Träne auf den dunklen Boden und an dieser Stelle wuchs eine blau leuchtende Kugel empor. Die Kugel veränderte ihre Form, bis schließlich eine wunderschöne Frau vor Aurelia stand.

Die Frau hatte langes Haar, trug ein wunderschönes Kleid und hielt einen Zauberstab in der Hand. Umhüllt wurde sie von blauem Licht, das den Raum des Gefängnisses erleuchtete.

„Sei gegrüßt, ich bin eine gute Fee und ich werde dir helfen. Was soll ich tun?", fragte sie.

Aurelia spürte, wie froh sie über die Anwesenheit der Fee war und dass sie ihr vertrauen konnte. Erleichtert sprach Aurelia:

„Ich möchte nach Hause zurück. Zurück zu meinem Mann und unseren Kindern."

„Nun gut! Du hast dich entschieden. Ich werde dir helfen nach Hause zurückzukehren", antwortete die gute Fee mit sanfter Stimme.

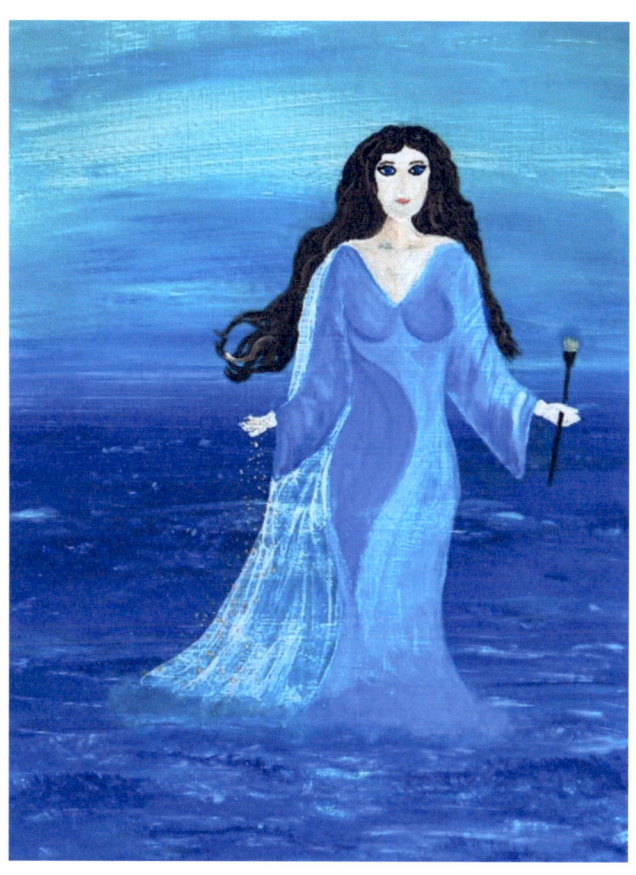

Dann wurde sie ernst:

„Höre jetzt genau zu, um zu erfahren, wie du vorgehen musst. Du hast vom blauen Baum eine Frucht gepflückt, die dir den Weg weisen wird. Lege sie zu Boden, folge ihr und du wirst durch die Dunkelheit geleitet, um das große Tor zu erreichen. Wenn du durch dieses schreitest, so gelangst du nach Hause zurück. Das Monster schläft gerade. Jetzt ist der beste Zeitpunkt, ihm zu entkommen. Sollte es aber erwachen und dir den Weg versperren, hast du nur eine Chance. Stelle dich ihm, sei furchtlos und blicke ihm direkt in seine Augen. Dann sag ihm, was du willst und frage es, was es für dich tun kann."

Aurelia glaubte nicht, was sie gerade gehört hatte. Sie sollte das Monster anblicken und von ihm etwas verlangen!

„Aber gute Fee", sagte sie, „das Monster ist böse. Es hat scharfe Zähne und spitze Krallen. Es würde mich töten, wenn ich nicht gehorche!"

Aurelias Herz schlug schnell und hämmerte heftig in ihrer Brust.

„Es ist Zeit. Wenn nicht jetzt, dann niemals!", antwortete die Fee und zog ihren Zauberstab. Dreimal tippte sie ihn gegen das Schloss der Holztür und ein blaues Licht erstrahlte. Dann war die gute Fee verschwunden und die Tür geöffnet.

Aurelia zitterte vor Aufregung, doch sie musste sich beeilen. Wie die Fee gesagt hatte, nahm sie die blaue Frucht aus der Tasche und legt sie auf den Boden. Dann sprach sie:

„Liebe Frucht aus blauem Licht, zeig' mir jetzt die richtige Sicht, weise mir den Weg nun aus, will zurück in unser Haus."

Und die Frucht begann zu rollen. Sie rollte vorwärts und leuchtete zart dabei, sodass Aurelia ihr gut folgen konnte. Langsam und vorsichtig schlich sie auf Zehenspitzen der Frucht hinterher und hoffte, dass das Monster weiterschlafen würde. Sie beeilte sich und nach einigen Kurven erblickte sie das Tor, von dem die gute Fee gesprochen hatte.

„Dahinter ist mein Zuhause", dachte sie und ging geradewegs auf es zu.

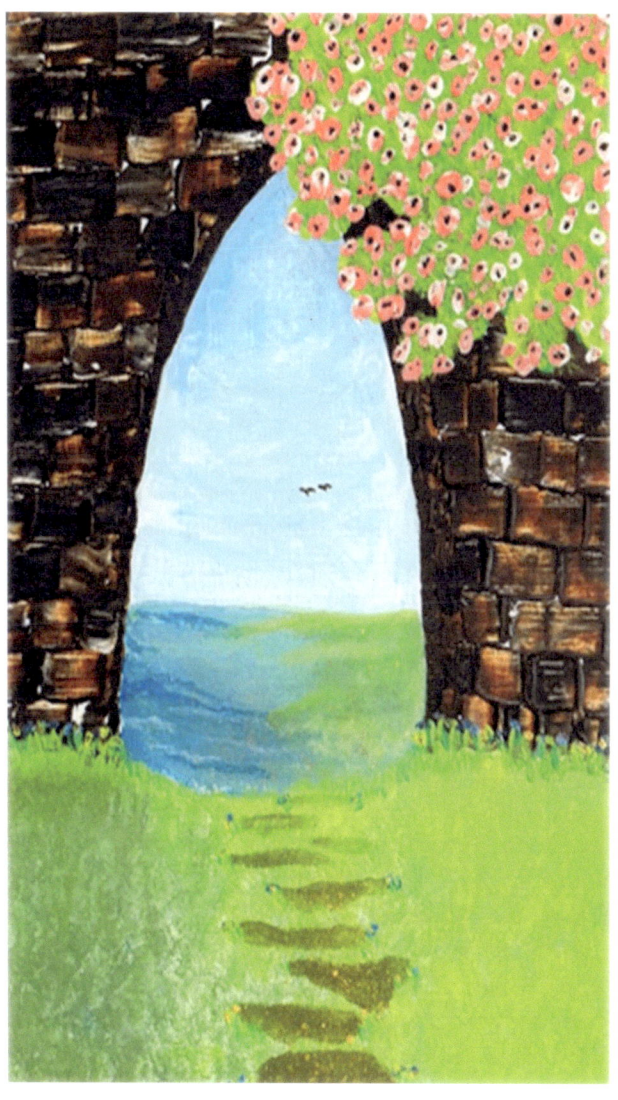

Urplötzlich und mit lautem Grollen sprang das Monster direkt vor die Frau.

„Du willst fliehen und mich außer Acht lassen. Du dummes Mädchen, ich werde dir zeigen, dass du mir gehörst!", brüllte es furchteinflößend und riss die Zähne auseinander, sodass Aurelia in seinen Schlund sehen konnte. Erstarrt war sie unfähig, sich zu rühren.

„Du schaffst das", hörte sie eine vertraute Stimme ertönen. „Du bist stark und tapfer! Denk an die Worte der guten Fee und stell dich ihm. Blicke es an und sag, was du willst. Und frag es, was er für dich tun kann."

Also richtete Aurelia sich auf, stand gerade vor ihm und sah es an. Seine dunklen Augen funkelten ihr düster und schwarz entgegen. Da sprach Aurelia:

„Lass mich durch. Ich will nach Hause zurück!"

Das Monster ging einen Schritt zurück, schaute verwundert, bäumte sich dann jedoch erneut vor ihr auf. Mit seinen scharfen Krallen ging es langsam auf sie zu, hielt dann aber inne, da die Frau mit klarer Stimme fragte:

„Was kannst du für mich tun?"

In diesem Moment veränderte sich das Monster. Die Hörner auf seinem Kopf verkleinerten sich, bis sie ganz weg waren. Die Haare am gesamten Körper lösten sich auf und die spitzen, rasiermesserscharfen Zähne verschwanden. Das Monster verwandelte sich. Und schließlich stand wieder der junge Mann vor ihr, der einst dreimal an ihrer Haustür geklopft hatte.

„Du?" rief Aurelia erstaunt aus.

„Ja!", antwortete er, „ich wollte dir die Chance geben, etwas zu verändern. Diese Chance hast du ergriffen. Deine Situation als Gefangene war sehr verzwickt. Du hast dich gefürchtet, du warst ganz allein und es schien aussichtslos.

Und doch, du hast dich weder damit abgefunden, noch hast du resigniert. Stattdessen hast du Verantwortung für dich ergriffen und hast dich entschieden. Entschieden gegen ein Leben in Gefangenschaft und für ein Leben in Freiheit. Du hast dich also für dich entschieden."

Aurelia war sprachlos und schließlich verstand sie.

„Das, was du also für mich tun kannst, ist mir die Augen zu öffnen?"

Ihr wurde klar, dass das Monster sie gelehrt hatte, worauf es im Leben ankommt. Sie erkannte, dass jeder stets Entscheidungen im Leben trifft, die gut tun oder schaden und somit wählen kann, ob er frei oder als Gefangener durchs Leben geht.

„Ja, Aurelia. Und du hast gelernt, dass im Schrecken eine Chance liegen kann, wenn du deinen Blick auf deine Ziele richtest. Und obwohl du eine starke, tapfere Frau bist, bist auch du bedürftig und darfst auf deinem Weg Unterstützung in Anspruch nehmen. Geh deinen Weg: frei, intuitiv und unerschrocken. Du weißt, was für dich richtig und wichtig ist."

Sie nickte und lächelte dem jungen Mann zu. Aus seiner Tasche holte er einen geschliffenen Stein in der Größe einer Pflaume heraus und überreichte ihn Aurelia:

„Dieser blaue Achat soll dich stets daran erinnern, deinen Blick auf dich zu richten. Bleib in Balance und folge deinem Selbst."

Dankbar nahm sie ihn entgegen und spürte eine wohlige Wärme, die vom Stein ausging.

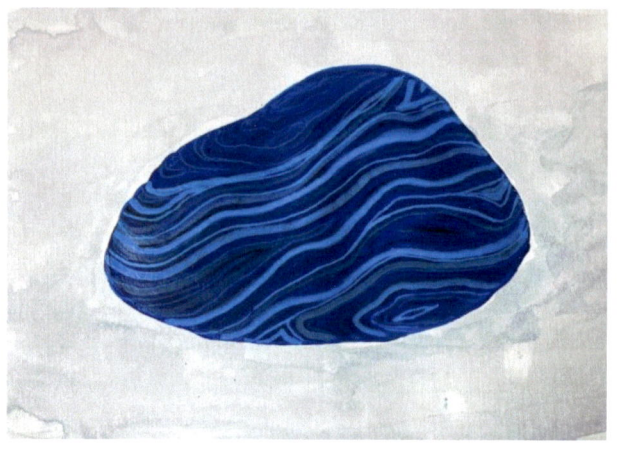

„Danke!", sagte sie berührt und ließ den blauen Achat in ihre Tasche gleiten.

Der Mann nickte und wies sie mit einer Handbewegung an, durch das Tor zu gehen. Das tat sie und im nächsten Moment stand sie in ihrem Hausflur.

Aurelia war überglücklich, denn sie war wieder zuhause. Sie war dort, wo sie sich wohlfühlte. Das Telefon schellte und nach dem dritten Klingeln nahm sie den Hörer ab.

„Hallo?"

„Ja … Hallo, Aurelia! Gut, dass du da bist. In unserem Waisenhaus sind sieben neue Familien erschienen. Bitte komm her, wir brauchen deine Anwesenheit. Die Familien müssen geprüft, die Kinder ausgesucht, die Papiere vorbereitet werden."

Aurelia nahm plötzlich eine Wärme wahr, die sich in ihrer Hosentasche ausbreitete. Dann fühlte sie den blauen Achat.

„Stopp!" unterbrach sie. „Heute ist mein freier Tag. Ich werde nicht kommen. Auch mache ich ab sofort keine Überstunden mehr. Ich werde weniger arbeiten und mehr leben."

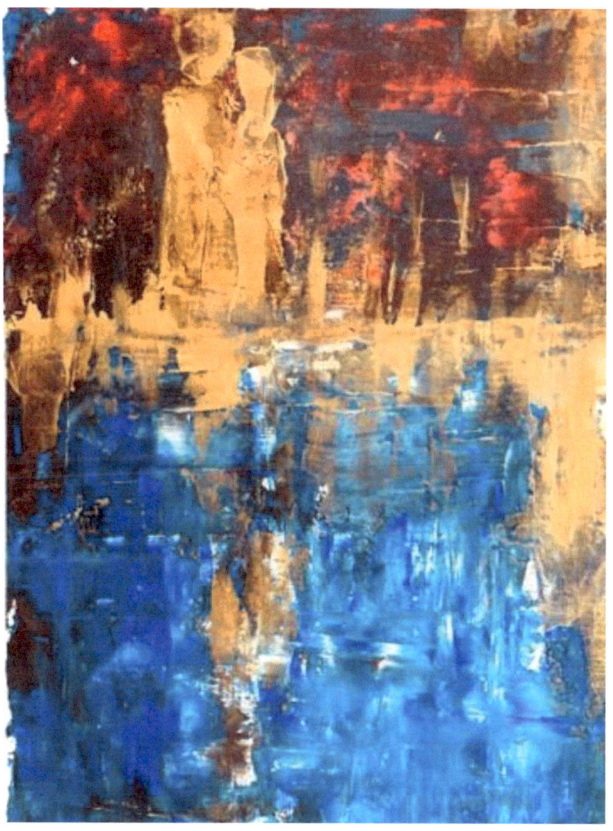

Aurelia wollte auf keinen Fall länger Gefangene ihrer Arbeit sein, sondern frei und unabhängig. Viel zu lange hatte sie ihre eigenen Bedürfnisse vernachlässigt und darauf verzichtet, ihren eigenen Impulsen zu folgen. Viel zu oft war sie stattdessen lange im Waisenhaus gewesen, um das Leben anderer zu verschönern. Dabei war ihr eigenes Leben ganz aus ihrem Blick geraten. Auf der anderen Seite der Leitung war es nun mucksmäuschenstill. Dann wurde sich geräuspert:

„Gut! Das ist eine klare Aussage, die ich verstanden habe. Dann sehen wir uns am Montag, Aurelia. Hab ein schönes Wochenende mit deiner Familie!"

Damit war das Telefonat beendet und die Frau verdutzt darüber, wie leicht es war, „Nein" zu sagen.

Wenig später wurde die Haustür aufgeschlossen und ihr Mann kam mit den beiden gemeinsamen Kindern herein.

„Mama, Mama! Draußen ist es so schön. Können wir zusammen Fußball spielen? Bitte!", riefen ihr die beiden entgegen.

„Kinder! Ihr wisst doch, dass die Mama viel arbeiten muss", fing der Vater die Kinder ab.

Aurelia stellte sich stolz vor ihre Familie, stemmte die Hände in ihre Hüfte und sagte:

„Hört zu. Ab sofort arbeite ich weniger und mache mehr, worauf ich Lust habe. Lust habe ich zum Beispiel auf Lesen, Malen und SPIELEN!"

Und das Wort „Spielen" rief sie ganz laut, lief auf die Kleinen zu und kitzelte sie. Die Kinder glucksten vor Freude und nahmen ihre Mutter in den Arm. Schließlich ging sie auf ihren Mann zu, umarmte ihn fest und flüsterte in sein Ohr:

„Und mit dir, mein Schatz, werde ich von nun an mehr Zeit verbringen! Zeit zu zweit!"

Die ganze Familie strahlte sich zufrieden an und freute sich.

Und wenn sie nicht gestorben sind, dann freuen sie sich noch immer.

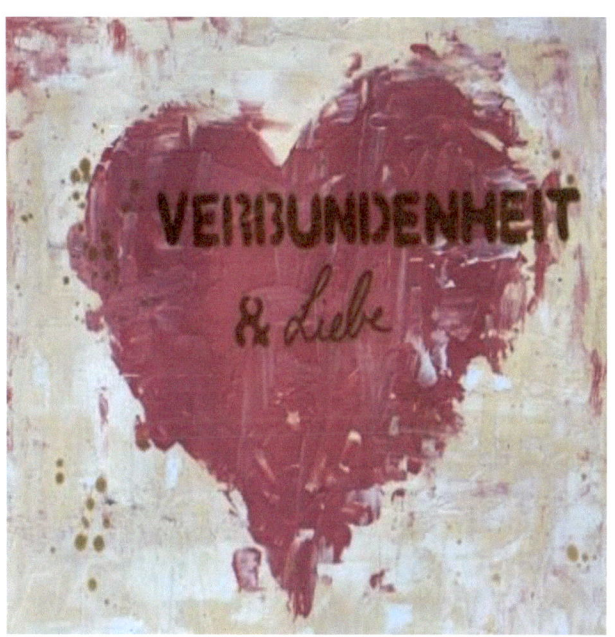

Stress

„Mama, Mama, Mama! Wo ist mein Lieblingsshirt? Du hast es weggeräumt! Also, wo ist es? Immer nimmst du alles weg. In diese doofe Wäsche!"

„Ja", denkt die Mutter, „diese doofe Wäsche."

Die muss auch gemacht werden. Die muss auch gemacht werden neben den Terminen bei den Ärzten, der Physiotherapie, der Ernährungsberatung, neben den Terminen beim Psychoonkologen und der Sozialberatung.

„Ja", denkt die Mutter, „diese doofe Wäsche!"

Die Wäsche, die sie täglich zusammenlegt und in die Zimmer ihrer Kinder legt. Und dort liegen sie. Tag 1, Tag 2, Tag 3 ... Mehr Klamotten kommen zur sauberen Wäsche hinzu. Nämlich stinkende Strümpfe, muffelnde Unterhosen und dreckige Shirts.

„Gebt mir die schmutzige Wäsche runter", sagt die Mutter. Das sagt sie mehrfach.

„Gebt mir die schmutzige Wäsche runter!", wiederholt die Mutter. Nichts passiert. Sie ist genervt, ärgert sich und merkt, wie die Anspannung in ihr wächst.

„Zwei Möglichkeiten habe ich", denkt die Mutter, „entweder ich schreie die Kids an oder ich hole die Wäsche selbst!"

Meistens entscheidet sie sich für die zweite Möglichkeit, denn Anschreien führt zu mehr Ärger, ist anstrengend und kostet Energie. Und Energie hat sie seit der Diagnose nur begrenzt. Die Termine bei den diversen Ärzten und Therapeuten kosten viel Kraft. Ihr Alltag kostet viel Kraft.

„Du bist ja jetzt mit der Chemo fertig. Wann gehst du wieder arbeiten? Warum bist du noch krankgeschrieben? Was sagt die Arbeit?"

„Ja", denkt die Frau, „die Arbeit."

Das muss auch geregelt werden. Das muss auch geregelt werden neben dem Haushalt, der Kindererziehung, den Terminen bei den diversen Ärzten und Therapeuten.

„Ja", denkt die Frau, „die Arbeit!"

Die Arbeit, bei der sie gerne war. Die netten Kollegen und die schönen Räumlichkeiten, in denen sie sich wohlgefühlt hat. Die Aufgabe, die sie ausgefüllt und die sie erfüllt hat. Jetzt arbeitet sie nicht, die Räumlichkeiten sind ohne sie, die Kollegen übernehmen jetzt ihre Aufgabe.

„Ich kann derzeit nicht arbeiten", sagt die Frau. Das sagt sie mehrfach.

„Ich kann derzeit nicht arbeiten!", wiederholt die Frau.

Anstarrende Blicke und Stille. Sie fühlt sich bedrängt, unter Druck gesetzt und merkt, wie die Anspannung in ihr wächst.

„Zwei Möglichkeiten habe ich", denkt die Frau, „entweder ich erkläre mich und erläutere meine Situation oder ich flüchte und blocke das Gespräch ab!"

Meistens entscheidet sie sich für die zweite Möglichkeit, denn Rechtfertigung ist anstrengend und kostet Energie. Und Energie hat sie seit der Diagnose und der Chemo nur sehr begrenzt. Die Termine bei den diversen Ärzten und Therapeuten und ihr Alltag kosten viel Kraft. Die Erklärungen kosten viel Kraft.

„Wir wollen uns treffen! Du kommst doch? Du gehst ja sowieso nicht arbeiten und deine Behandlung ist rum. Du hast doch Zeit!"

„Ja", denkt sie, „die Zeit."

Die unerlässlich weiterläuft. Die immerzu vergeht, während die Wäsche gemacht wird, mit den Kindern diskutiert wird, während unnötige Fragen beantwortet werden.

„Ja", denkt sie, „die Zeit!"

Die Zeit, die keine Rücksicht auf sie und ihre Gefühle nimmt. Die Zeit, die sie bei Ärzten und Therapeuten verbringt, obwohl das Leben doch viel mehr für sie bereithält.

„Ich brauche Ruhe", sagt die Frau. Das sagt sie mehrfach.

„Ich brauche Ruhe!", wiederholt die Frau.

Die Blicke sind kritisch. Sie fühlt sich unverstanden, Erwartungen ausgesetzt und merkt, wie die Anspannung in ihr wächst.

„Zwei Möglichkeiten habe ich", denkt die Frau, „entweder ich beschreibe den pathologischen Erschöpfungszustand und nenne seine Symptome oder ich erfinde eine Ausrede!"

Meistens entscheidet sie sich für die zweite Möglichkeit, denn die Symptombeschreibung ist anstrengend und kostet Energie. Und Energie hat sie seit der Diagnose, der Chemo und der Fatigue nur sehr, sehr begrenzt. Die Termine bei den diversen Ärzten und Therapeuten und ihr Alltag mit all seinen Erklärungen kosten viel Kraft. Ausreden erfinden kostet viel Kraft.

Mit allem wird es ihr zu viel. Sie fühlt sich überreizt und überfordert. Sie spürt ihren Herzschlag, der schneller wird. Hat Dröhnen in den Ohren, das lauter wird. Sie ist müde, extrem müde, kann nicht mehr. Hinlegen und abschalten. Nichts sehen, nichts hören, nichts tun. Einfach liegen, einfach entspannen, einfach träumen. Auf eine Reise begeben, zu einem besonderen Ort, zu ihrem Kraftort:

Ich gehe über eine grüne Wiese mit bunten Blumen. Es duftet nach Klee, nach Margeriten, Löwenzahn und wilder Möhre. Über den mit Gras bewachsenen Hügel gelange ich zum Eingang einer Höhle. Hellbraune und sandfarbene Steine umranden sie, sodass es aussieht wie ein Tor. Ein freundlicher Mann steht davor und lädt mich mit einer Geste ein, einzutreten. Ich lächele ihn an, nicke und gehe dann hindurch. Es beginnt ein Weg, der langsam hinabführt, hinab in die Höhle. Eine Lichtquelle sorgt dafür, dass ich alles gut sehen kann, und so gehe ich weiter und begebe mich tiefer in die Höhle. Die Temperatur ist angenehm und es riecht nach Mineralien. Zunehmend wird der Pfad sandiger, und ich spüre wohlige Wärme unter meinen Füßen.

Ich gehe weiter und gelange nun in einen großen Hohlraum. Dieser Raum ist wunderschön und stellt das Herz der Höhle dar. Halb mit Wasser gefüllt, halb mit runden Felsenvorsprüngen ausgestattet, lädt dieser Ort zum Verweilen ein.

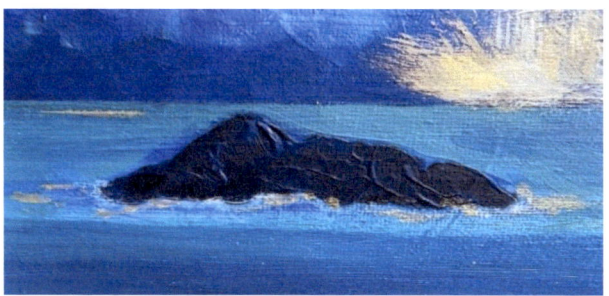

Die Höhlenwände spiegeln das Wasser wider und leuchten blau. Beim genauen Betrachten erkenne ich, dass Kristalle in den Wänden stecken. Facettenreiche und unterschiedlich schimmernde Blautöne. Gletscherblau, Türkisblau, Petrol und noch weitere Töne strahlen mir entgegen.

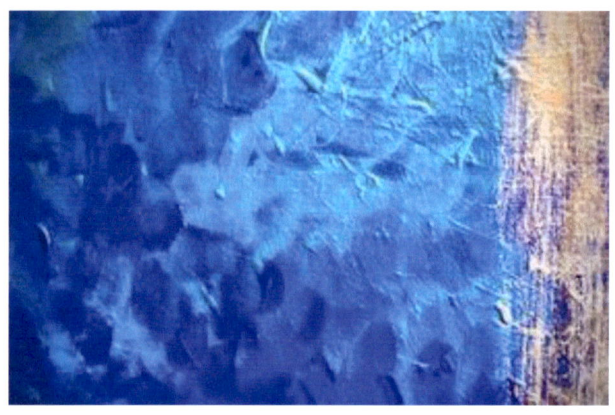

Auch im Wasser glitzert es. Immer wieder erstrahlen kleine hellleuchtende Blitze an verschiedenen Stellen.

Dieser Ort fühlt sich gut, fühlt sich magisch an. Auf einem großen Stein lasse ich mich nieder. Er ist behaglich, gar nicht kalt oder hart. Wie eine sanfte Umarmung nimmt er meinen Körper auf und versorgt ihn mit Wärme und Energie. Ich genieße und verweile. Erst nach einiger Zeit bemerke ich, dass auch andere Personen diesen Ort besuchen. Einige von ihnen sitzen so wie ich auf Steinen, einige von ihnen genießen das Wasser. Auch ich bekomme Lust, Baden zu gehen. Das Wasser ist warm und weich. Wie Seide schmiegt es sich an und versorgt mich mit Kraft. Meine Haut nimmt diese Kraft durch alle Poren auf. Ein Gefühl von Schutz, Geborgenheit und bedingungsloser Liebe umhüllt mich. Ein Gefühl, das meine Sinne berauscht und mich an nichts denken lässt. Nur spüren, das Hier und das Jetzt, das Sein.

Glitzerperlen im Wasser sammeln sich vor mir und tanzen um mich herum.

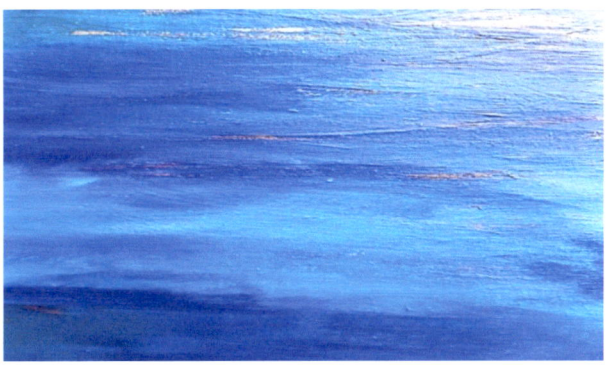

Mit einem Funkeln blitzt es auf und die gesamte Energie strömt zu mir. Lädt mich auf, wie einen Akku, der an Strom angeschlossen ist und wieder voll wird. Ich lasse mich einfach treiben auf dem Wasser. Schwerelos, gedankenlos und sorglos. Einfach sein. Im Hier, im Jetzt, an meinem Kraftort. In der Blauen Höhle.

Sie ist immer da. Sie hat immer Raum. Sie hat immer Zeit. Und sie gibt immer Kraft.

Gestärkt verlasse ich das Wasser. Ich betrete den Pfad, der nach oben führt und sehe mich noch einmal um. Dankbarkeit und Verbundenheit empfinde ich.

Dann verlasse ich über den restlichen Weg die Höhle.

Die Blaue Höhle hat ihr wieder Kraft gegeben. Kraft, um klar zu sehen. Dass das Leben so wichtig ist und zu kurz, um sich zu stressen. Kraft, um den Blick zu halten, auf sich und auf das Leben, weil es endlich und begrenzt ist. Klar zu sehen, um sich bewusst zu machen, dass Stress ein Gift ist, das den Krebs stärkt und den Menschen schwächt.

„Muss ich Ausreden erfinden?", fragt sie sich. Nun nimmt sie sich Zeit für sich. Mit Ruhe horcht sie in sich hinein und wartet. Sie gibt sich Zeit und Raum, ihre Bedürfnisse zu erspüren. Und dann weiß sie, ob sie der Einladung folgen mag oder nicht.

„Muss ich mich erklären?", fragt die Frau sich.

Sie hält nun inne, sammelt sich und weiß, dass sie sich gar niemanden erklären muss. Keiner Person gegenüber hat sie Rechenschaft abzulegen, wie sie wann und wo arbeitet.

Mit niemanden, nur mit sich bleibt die Frau in Kontakt. Mit sich selbst kommuniziert sie. Ein Gespräch von Frau zu Frau. Und dann spürt sie, was sie will oder auch nicht.

„Muss ich mich im Alltag aufreiben?", fragt die Mutter sich.

Sie nimmt sich erst einmal einen Kaffee und setzt sich hin. Sie trinkt. In Ruhe und mit Ruhe. Langsam wird ihr klar, dass es um Abgrenzung und Verantwortung geht. Die Forderung der Kinder nach Autonomie ist gleichzeitig auch die Pflicht der Mutter, für sich selbst zu sorgen. Denn nur wenn sie ihren eigenen Bedürfnissen nachgeht und sich ihrer Gesundheit zuwendet, kann sie überhaupt Mutter sein.

Entspannt lehnt sie sich zurück, nimmt einen Schluck aus der Kaffeetasse und kehrt mit geschlossenen Augen noch einmal in die Blaue Höhle zurück.

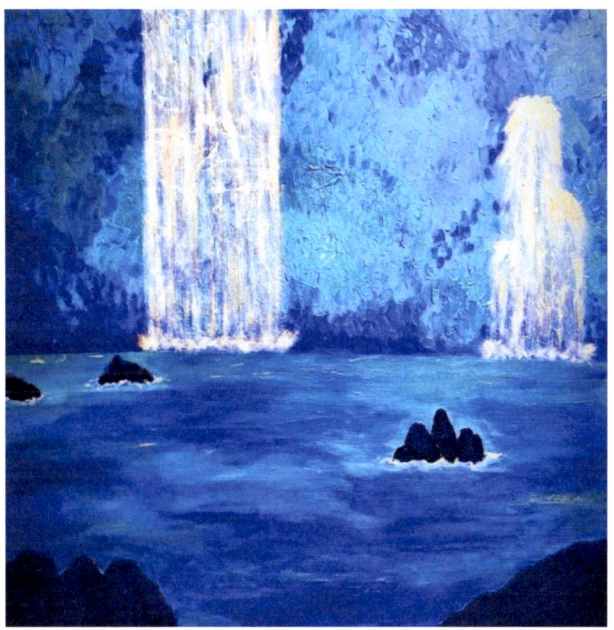

Gedanken

In letzter Zeit habe ich vermehrt darüber nachgedacht. „Was …?", „Was, wenn …?", „Was, wenn ich …?"

Eine innere Stimme ruft „STOPP", aber meine Gedanken gehen weiter:

„Was, wenn ich sterbe?"

Wieso? Wieso denke ich darüber nach? Eine gute Prognose habe ich doch. Und als geheilt gelte ich. Ich bin die Genesene, die Geheilte. Und doch: In letzter Zeit habe ich wieder vermehrt darüber nachgedacht. Wieso denke ich darüber nach?

NACHSORGE lautet die Antwort.

Diese Woche ist Nachsorge. Heute ist Nachsorge. Und ich? Ich habe Gedanken. Reiner Pessimismus ist es nicht. Klarer Optimismus ist es nicht. Vielmehr ist es ein Gemisch aus Zweifel und Zuversicht. Es ist zartes VERTRAUEN. Vertrauen, dass alles in Ordnung kommt.

Wären da nicht diese negativen Gedanken, die sich einen positiven Befund ausmalen. Die, die an den Tod denken.

„STOPP", ruft klar und laut die innere Stimme. „Tu das nicht."

Und ich bemühe mich. Ich bemühe mich wirklich, anders zu denken, aus den Zweifeln einen Weg zu finden:

ABLENKUNG: Ich lenke mich ab. Mache den Haushalt, denn da ist immer etwas zu tun. Ich kümmere mich um die Familie, denn die hat immer Bedarf. Ich nutze Medien, denn da ist immer etwas los.

GUT ZUREDEN: Ich rede mir gut zu und bekehre mich:

„Alles wird gut!" und „Es kommt in Ordnung!"

Oder: „Die Wahrscheinlichkeit, dass da was ist, ist sooo gering. Selbst, wenn da etwas ist – rein hypothetisch – wäre es so klein und könnte im Nu entfernt werden. Alles ist gut!"

ATMUNG: Ich atme vier Sekunden tief ein, halte die Luft für sechs Sekunden an und atme sie langsam in acht Sekunden wieder aus. So atme ich meine Anspannung langsam weg.

KREATIVITÄT: Ich gestalte und bin künstlerisch tätig, denn da ist alles möglich und alles ist erlaubt. Ich kreiere Geschichten und male dazu. Ob wahr oder Fiktion, das weiß nur ich.

HILFE HOLEN: Ich hole mir Unterstützung. Familie, Freunde, Experten. Meine Psychoonkologin sagt, ich darf heute aufgeregt sein. Sagt, dass ich das wohl immer ein Stück weit sein werde, wenn es um Untersuchungen geht – ob Nachsorge oder Vorsorge –, dass ich auch lernen werde, damit umzugehen. Das sagt sie und sie weiß es ja sicher.

UMDEUTEN: Ich deute meine Gedanken um. Aus meiner unberechenbaren Nervosität wird eine hohe Achtsamkeit mir gegenüber. Ich spüre mich, meinen Körper und schenke mir volle Konzentration. Denn ich bin wichtig.

MIR WAS GUTES TUN: Ich tue mir etwas Gutes und gönne mir etwas. Ein leckeres Eis, einen Termin bei der Massage, ein paar neue Schuhe. Schuhe sind immer eine Bereicherung!

ENTSPANNUNG: Ich entspanne mich beim autogenen Training, bei einer Meditation oder Achtsamkeitsübung. So kommt alles zur Ruhe: Körper, Geist und Seele.

ABSTRAKTION: Ich abstrahiere das Gefühl meiner aktuellen Nervosität, die vorhanden ist, seitdem es meine onkologische Vergangenheit gibt. Das tue ich zum Beispiel, indem ich mich frage: Angenommen, das Gefühl dieser Nervosität wäre ein Obststück, was wäre es für ein Obst? Meine Antwort: eine Zitrone. Sie kann ich aufschneiden und danach mit beiden Händen ausquetschen. Und so wie der Saft rausläuft, so kann ich auch meine Nervosität rausquetschen.

PLANEN: Ich plane zukünftige Ereignisse. Der nächste Urlaub am Strand, der Malkurs nächste Woche, die Zubereitung einer selbstgemachten Erdbeertorte, die Belohnung nach einem anstrengenden Termin.

MANTRA: Ich wiederhole innerlich immer wieder denselben Satz. „Ich bin gesund! Ich bin gesund! Ich bin gesund! …" und konzentriere mich damit auf meine dauerhafte Gesundung.

LÄCHELN: Ich lächle einfach. Die Gesichtsmuskeln signalisieren dann dem Gehirn, Glückshormone auszuschütten. Und die wirken dann.

BEWEGUNG: Ich bewege mich zur Musik, mache ein sportliches Workout, gehe spazieren. Ich werde aktiv und mache etwas. Selbstbestimmt, unabhängig und autonom.

AUSSPRECHEN: Ich spreche aus, was ich fühle. Ich sage, was mir Angst macht, dass ich angespannt bin, dass ich diese Gedanken habe. Ich akzeptiere sie und lasse sie über die Sprache raus.

IMAGINATION: Ich ziehe mich gedanklich in einen imaginären Raum zurück, in dem ich mich wohl und geschützt fühle. Die Blaue Höhle ist mein Kraftort.

HUMOR: Ich lache. Ich mache Witze über abstruse Situationen, die mir durch die Erkrankung passieren. Denn Lachen ist die beste Medizin.

Ich bemühe mich wirklich, aus den Zweifeln einen Weg zu finden.

Ich mache mich fertig, denn der Termin ist jetzt. Ich mache mich hübsch: Schminke, Rock, hohe Schuhe.

„Ich bin STARK", sage ich mir, „Ich habe die OP überstanden, habe die Chemo gemeistert. Da werde ich den heutigen Arzttermin mit Leichtigkeit bewältigen."

Das sage ich mir, denn ich bemühe mich wirklich, anders zu denken, aus den Zweifeln einen Weg zu finden. Ich betrachte mich im Spiegel: Haare kurz, sehr kurz.

„Ein-Zentimeter-Haare können auch schön sein", sage ich mir, „sie schmücken meinen Kopf."

Das sage ich mir, denn ich bemühe mich wirklich, anders zu denken, aus den Zweifeln einen Weg zu finden.

Wie meine Haare, so wächst auch mein Selbstbewusstsein. Langsam und kontinuierlich wächst es. Es braucht Zeit und GEDULD. Und eine gute Portion Zuversicht. Langsam und kontinuierlich wächst es – das Haar und das Selbstbewusstsein.

Das Auto bleibt auf dem Parkplatz. Weiter geht es zu Fuß. Ich gehe vorbei an Menschen. Sie schauen mich an, wenige auch nicht. Vielleicht denken einige von ihnen: „Hat die kurze Haare", doch dann wandert ihr Blick weiter.

Zu kurz verweilt er auf mir, um mit geschlossenem Mund zu sagen:

„Die hat doch Krebs! Die Haare von der sind so kurz."

Nein, ich gehe stolz und erhobenen Hauptes an ihnen vorbei. Und ich sage mir:

„Ich bin stark und ich bin schön. Ich habe schon so viel geschafft und sehe gut aus."

Diese gewisse Arroganz verleiht mir Kraft. Kraft, um den Blicken standzuhalten. Kraft, um den Termin zu überstehen.

Ich bemühe mich wirklich, aus den Zweifeln einen Weg zu finden.

Ich gehe vorbei an Geschäften. Sie verkaufen die unterschiedlichsten Waren.

Ein Laden zieht mich magisch an. Schokolade. Schokolade in Stücken, Schokoladenpralinen, Schokolade im Gebäck.

„Einfach lecker", sage ich mir. „Diese Schokoladenboutique verkauft Besonderheiten."

Ein besonderer Tag ist auch heute. Ein nicht alltäglicher. Ein besonderer Moment, denn Nachsorge hat man ja schließlich nicht alle Tage.

„Ich sollte mir etwas Besonders gönnen", sage ich mir. „Als Belohnung. Als Nervennahrung für danach."

Ich lasse den Laden hinter mir und betrete die Praxis. Soll noch Platz nehmen und warten. Das ist gut, denn ich brauche Zeit. Zeit zum Ankommen. Meine Finger kribbeln. Nervös knibbeln sie aneinander. Bilder von damals kommen mir in den Kopf. Hier war es, als ich das erste Mal davon erfuhr. Hier wurde das erste Mal das Wort „Tumor" mit mir in Verbindung gebracht. Hier erfuhr ich, dass ich Krebs habe. Die Anspannung nimmt zu und will sich entladen. Tränen sammeln sich.

„Was …?", „Was, wenn …?", „Was, wenn ich …?"

Da ist es wieder. Darüber habe ich in letzter Zeit vermehrt nachgedacht.

„STOPP", ruft klar und laut die innere Stimme. „Tu das nicht!"

Mein Blick wandert umher. Suchend.

„Ablenkung", sage ich mir.

„Das ist jetzt die richtige Strategie für mich."

Und ich öffne das Buch, das ich von zuhause mitgenommen habe. Denn wenn ich lesen, kann ich nicht nachdenken.

Die Story ist witzig. Und ich lache. Nur ganz leise und still. In mich hinein. Denn bei diesem Arzt lachen nur wenige. Warum eigentlich? Lachen ist doch die beste Medizin.

Ich bemühe mich wirklich, aus den Zweifeln einen Weg zu finden.

Nun ist es soweit und ich soll in den Behandlungsraum kommen. Mit dem Ultraschall wandert die Expertin über diese eine Stelle. Sie sagt nichts. Sie schaut nur. Ich sage nichts. Ich schaue nur.

Ich bemühe mich wirklich, aus den Zweifeln einen Weg zu finden.

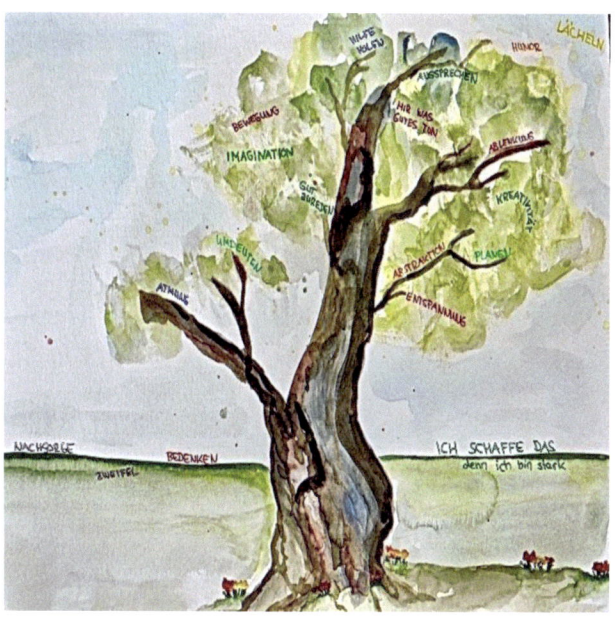

Fertig. Endlich fertig.

Ich gehe aus der Praxis, gehe an den Geschäften vorbei. Da, die Schokoladenboutique. Ich stoppe. Ich gehe rein. Ich kaufe mir eine riesige Schokoladenpraline mit schokoladenhaltiger Füllung und prächtiger Schokoverzierung.

Zuhause mache ich mir einen Kaffee mit Milchschaum und Kakaopulver drauf. Auf einem schönen Porzellanteller drapiere ich die Praline. Und dann gönne ich sie mir und genieße diese feine Praline.

„Das habe ich mir verdient.", sage ich mir. „Ich habe den Termin geschafft. Und das, was als nächstes kommt, werde ich auch schaffen, weil ich es kann. Und weil ich stark bin."

Ich bemühe mich wirklich, aus den Zweifeln einen Weg zu finden.

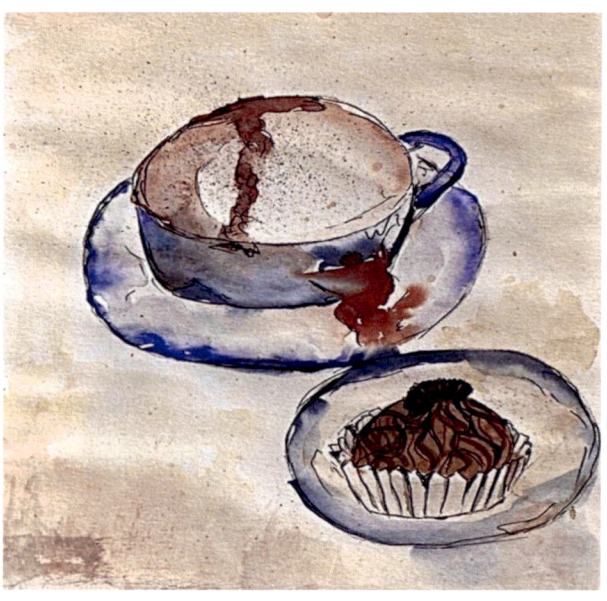

Verlust

Hoffnung bangt in ihr.

Hoffnung auf Halten.

Hoffnungsfragen beschäftigen sie.

Bleibt die Hoffnung? Bleibt sie standhaft ohne Hoffnung?

Sie sieht sich, sieht in den Spiegel, sieht sich. Eine Schöne, eine Hübsche, eine Frau. Blaue Augen, hellrote Lippen, ihr Gesicht oval und zart. Wallend, leicht lockig, lange braune Haare schmücken den Kopf.

Was wenn? Was wenn sie weg sind? Was wenn sie ohne sein muss? Wie wird sie aussehen? Wie wird sie wirken? Wie wird es ihr ergehen? Ist sie noch sie? Ist sie noch schön? Ist sie noch fraulich? Was werden die anderen sagen? Was wird er sagen? Was wird aus ihnen?

Verunsicherung macht sich in ihr breit und breitet sich aus. Verunsicherung übernimmt die Regie und lähmt sie. Ihre Standhaftigkeit schwindet, Haar um Haar. So wie der braune Rahmen fällt, so geht auch ihre Hoffnung verloren.

Sie hält inne, traut sich nicht, sich zu bewegen. Nur nicht anfassen, durchfassen, sich befassen. Wirre Gedanken, Ideen, Strategien, die die Lösung wollen. Zusammenbund als Taktik. Zusammenbinden wird helfen, denn zusammen sind sie stark. Gemeinsam halten sie sich fest, denn eine stützt den anderen. Jede einzelne Strähne findet ihren Platz, wird von ihr in die richtige Position gebracht. Schnell ist das Geflecht geschaffen und baumelt wie ein Tau am Hinterkopf.

Weiter geht's, weiter muss es gehen, weiter wird es gehen. Weitermachen, Weiterablenken, Weiterhoffen.

Vielleicht ein Irrtum, eine Fehleinschätzung, ein Denkfehler. Ein gewisser Verlust am Tag ist normal.

Nur schnell weg, weg von den quälenden Gedanken. Ablenkung bringt Linderung. Kurz dem Labyrinth der Zweifel entkommen. Selbstberuhigung bringt Hoffnung.

Nachher ist wieder alles gut.

Nachher ist wieder alles normal.

Nachher ist jetzt.

Jetzt ist klar: Der Verlust ist unaufhaltsam.

Ihre Zeit steht still. Ausgeliefert. Gelähmt. Alles steht still. Machtlos nimmt sie die Tatsache hin. Malträtierende Ambivalenzen werden laut.

Tragödie, Toleranz, Tragik.

Angst, Akzeptanz, Annahme.

Mut, Melancholie, Motivation.

An der Kreuzung stehen, zwei Wege zur Verfügung.

Entweder Leid oder Lust.

Entweder Selbstzweifel oder Selbstbestimmung.

Entweder Isolation oder Integration.

Beide Wege sieht sie vor ihrem inneren Auge.

Beide bieten sich ihr an, lassen sie spüren, dass sie wählen muss.

Beide Wege sind eine Option. Sie ist die entscheidende Protagonistin. Welchen Weg sie nimmt, ist nicht nur ihre Entscheidung.

Hängt auch von einem anderen Akteur ab. Von ihm. Den Weg entscheidet auch er mit seinem Blick auf sie. Wie wird er sie sehen?

Sie geht auf ihn zu und fragt, ob er Zeit für sie hat. Sie wolle gerne etwas mit ihm besprechen. „Klar!", antwortet er, „was gibt's?" Er grinst sie schelmisch an und beide müssen an ihren gemeinsamen und sehr innigen Morgen denken. Er beugt sich vor und gibt ihr einen leidenschaftlichen Kuss. Sie erwidert ihn, denn sie liebt ihn und ... sie will auch etwas Zeit schinden. Langsam lösen sie sich voneinander und er schaut sie fragend an. Jetzt ist sie dran. Sie spürt, wie ihr das Bevorstehende den Hals zudrückt und nur raus kann, wenn sie weinen kann. Nein, heulen will sie nun nicht. Also spricht sie schnell ein anderes Thema an. Ein Thema, das sie emotional nicht mitnimmt. Ein Thema, das rein organisatorisch ist. Er blickt sie an und antwortet ihr, bestätigt ihr den Ablauf, den sie strukturiert hervorgebracht hat. Die Zeit seiner Ausführungen hat geholfen, dass sie sich sammeln konnte. Nun fühlt sie sich stabil genug, um den Verlust zu berichten. Vorsichtig schaut sie ihn an, bemüht um Sachlichkeit.

„Bei mir ist es jetzt soweit", sagt sie nüchtern. Ihr Herz pocht. Er guckt sie an.

„Es fängt nun an, dass ..., dass ich die Haare verliere."

Sie redet gleich weiter. Weiter, damit sie alles sagen kann, was ihr wichtig ist, damit sie in der Sachlichkeit bleibt.

„Ich muss einen Termin beim Friseur machen und möchte gerne, dass wir gemeinsam dorthin fahren. Ich wünsche mir, dass wir das gemeinsam durchstehen, so wie bislang auch. Ich brauche dich jetzt."

Sie atmet und bemerkt, dass ihr nun doch die Tränen über die Wangen laufen. Er kommt zur ihr und nimmt sie in den Arm.

„Oh, mein Schatz!", sagt er liebevoll. Er blickt sie wieder an und fragt: „Darf ich mal dran ziehen?" und schafft es, die schwere und angespannte Atmosphäre in lockeren Humor zu verwandeln.

„Klar!", lacht sie und streckt ihm den Kopf entgegen. Das lässt er sich nicht zweimal sagen, nimmt einen Büschel, zieht daran und hat ihn anschließend in der Hand.

„Aua. Manche sind noch fest!", kommentiert sie, worauf er trocken „Sorry!" sagt.

Beide nehmen sich einander in die Arme und lachen. Dann hört sie seine Worte:

„Das schaffen wir schon. Du hast ein hübsches Gesicht und die Haare werden wieder ganz schnell nachwachsen!"

Sie ist erlöst, freut sich, ist glücklich und weiß, sie wird es schaffen. Sie werden es schaffen.

Sie sieht sich, sieht in den Spiegel, sieht sich. Eine Schöne, eine Hübsche, eine Frau. Blaue Augen, hellrote Lippen, ihr Gesicht oval und zart. Keine Haare schmücken ihren Kopf.

Sie ist sie, pur, unverblümt, nur Haut, kein Haar.

Ihr Äußeres ist neu, anders, fremd.

Ihr Inneres ist treu, bekannt, vertraut.

Sie ist sie, gleich und doch verwandelt. Keine Haare schmücken ihren Kopf. Stattdessen ein Stoff in der Farbe Coral, mit einer Blume an der Seite.

Coral lässt sie rosig wirken.

Coral – es steht ihr.

Beide Wege bieten sich ihr an.

Sie hat sich entschieden.

Ihre Augen leuchten, sie strahlen blau. Seine Worte haben ihr den Weg dargeboten, sie aus dem Labyrinth der Zweifel geführt. Haben ihr das Strahlen und das Selbstvertrauen wiedergebracht.

Sie sieht sich und betrachtet sich mit liebevollem Blick.

Die Haut ist eben, ihre Konturen weich. Sie fühlt sich wie in neues Kunstwerk, das entdeckt werden will. Ein Kunstwerk, das in Szene gebracht werden möchte. Ein Unikat in dieser Welt. Eleganter Hut, Perücke, edles Tuch oder ein Sculpt, Smokey Eyes, rote Lippen, schimmerndes Rouge oder au naturell.

Ihrer Kreativität sind keine Grenzen gesetzt.

Sie ist frei.

Sie sieht sich, erlebt, erkennt sich und all ihre Möglichkeiten.

Sie ist immer sie, ist authentisch sie selbst.

Der Verlust hat sie gelehrt, dass kein Äußeres ihr nehmen kann, was sie im Inneren trägt.

So ist der Verlust nun ein Gewinn.

Angst

Sie ist da. Sie sitzt tief in mir drinnen, nimmt jeden Raum und auch die noch so kleinste Zelle in mir ein. Sie lähmt mich, macht mich kraftlos, bricht mich. Die Angst.

Die Angst ist da, als ich erfahre, dass Krebs in meinem Körper ist. Mit der Diagnose kam auch die Angst und seitdem ist sie da. Sie wohnt in mir und strebt die Herrschaft meines Körpers an, um mich zu drangsalieren, zu dominieren und durch die volle Kontrolle auch meine Seele zu inhalieren. Ich habe Angst.

Dass es mich trifft, dass ich diejenige bin, die Krebs bekommt, hätte ich nie gedacht. Es passte nicht in mein Weltbild. Waren es doch immer die anderen, die erkrankten, die einen Tumor, ein Karzinom bekamen. Die anderen ja, aber doch nicht ich.

Die Realität zeigt aber, dass ich nicht davor gefeit bin, daran zu erkranken. Krank ist es, was ich plötzlich bin. Wie ein Stempel prangt es an mir. Ein Stempel, auf dem geschrieben steht *Krebspatientin*. Mit der Diagnose kam die Angst und seitdem trage ich dieses Stigma. Es fühlt sich merkwürdig an und auch fremd. Wurde ich zuvor einfach als Frau betrachtet, als Mutter, Freundin, als Mitarbeiterin, … gelte ich nun in erster Linie als *Die Krebskranke*. Es ist eine Rolle, die ich nicht will, die nicht passt, die sich verkehrt anfühlt. Ich bin doch mehr als eine Diagnose. Ich fühle mich reduziert und falsch, fühle mich als Fremde in meinem eigenen Körper.

Irgendetwas stimmt hier ganz und gar nicht. Es kann doch nicht sein. Ich stelle die Wahrheit infrage, zweifele an der Diagnose. Ich zweifele an mir. Sicher haben sie sich getäuscht, haben unrecht. Bestimmt haben die mich verwechselt. Doch die Ernüchterung kommt schnell und mit ihr die bittere Realität: Die haben sich nicht geirrt. Wer sich jedoch getäuscht hat, bin ich. Getäuscht, dass ich unverwundbar bin, dass allen anderen so etwas passiert, aber nicht mir.

Der Selbstbetrug und der Zweifel bringen die Angst mit: Wenn ich mich in meiner Gesundheit getäuscht habe, woher soll ich dann wissen, dass ich den Krebs besiege und es schaffe? Ich kann mich auch hier irren. Vielleicht bin ich nicht stark genug und verliere den Kampf. Vielleicht habe ich mich mein Leben lang getäuscht. Vielleicht sterbe ich schon bald. Sterbe ich bald? Sterben und Tod schießen mir in den Kopf und nehmen mich ein. Sterben und Tod hallt es immer wieder.

Ich habe Angst, große Angst. Mir schnürt es die Kehle zu, ich kann nicht mehr atmen. Die notwendige Luft, die ich zum Leben brauche, fehlt. Die Angst entzieht und verwehrt sie mir. Die Todesangst schnappt sie gierig und will noch mehr. Sie nimmt sich alles und raubt mir schließlich triumphierend meine Seele. Als seelenlose Hülle bin ich wie ferngesteuert. Ich agiere, ohne zu fühlen, lebe, ohne zu spüren. Ich bin vollkommen leer. Nur die Angst füllt mich aus, sie lenkt und kontrolliert mich. In der Obhut der Todesangst zu sein, fühlt sich an wie lebendig gestorben.

Ich weine vor Schwere, vor Leere, vor Hoffnungslosigkeit. Ich weine und spüre es. Ich spüre, wie die warmen Tränen über meine Wangen fließen und so kommen meine Gedanken wieder in Fluss: vielleicht täuscht sich die Todesangst und mein Platz ist nicht in ihrer Obhut, sondern in der Freiheit, in meiner Freiheit.

Vielleicht sollte ich die Angst durch Mut ersetzen. In mir setzt sich ein Gedankenprozess in Gang, der mich *MICH* wieder fühlen lässt und der gut tut. Jetzt kann ich wieder atmen, spüre etwas Kraft, will mich aufrichten … doch die Angst streckt mich unbeeindruckt nieder. Das, was gerade am Aufkeimen war, erstickt sie vollständig und hinterlässt Dunkelheit. Denn so leicht räumt sie nicht das Feld. Ein Sog an Trauer und Schwere zieht mich hinab an einen Ort, an dem Zeit und Raum keine Rolle spielt. Ich habe meine Orientierung, mein Zeitgefühl verloren. Ich habe mich verloren.

Irgendwann flackert kurz erneut ein Impuls auf. Der Impuls, mutig zu sein und meine Freiheit zurückzuerlangen. Dem Drang der Angst etwas entgegenzusetzen. Ich atme tief durch und spüre Energie in mir. Sie sagt mit unausgesprochenen Worten:

„Du schaffst das. Du wirst alles packen. Du bist nicht allein, denn liebe Menschen sind an deiner Seite und sie tragen es mit. Sie tragen dich mit, sodass du einen Schritt nach dem anderen gehen kannst."

Diese Worte tun gut und sie geben Mut. Geben den notwendigen Mut, den ich tatsächlich brauche. Denn obwohl es so einfach klingt, muss ich allein die Schritte gehen, die dieser Weg für mich bereithält. Ein Weg, der unbekannt ist, steinig und unebenen und den ich nicht kenne. Ich weiß nur, irgendwo ist ein Abgrund, in den ich nie fallen darf. Deshalb muss ich den Weg bewusst gehen, muss intuitiv und achtsam sein und ich darf nicht verharren. Das Verharren in der Angst führt mich nicht weiter und so würde ich den schweren Weg niemals hinter mich lassen können.

Dieser Gedankengang ist meine Erkenntnis. Er gibt mir Kraft und Zuversicht, die größer ist als die Angst. Er macht mich stark und schwächt die Angst. Dennoch sie ist da und sie bleibt. Die Angst wartet, das spüre ich ganz deutlich. Sie wartet auf ihren Moment und zeigt sich dann. Ganz langsam pirscht sie sich an und entfaltet sich erst, wenn die Dunkelheit ihr Verbündeter ist. Oder sie schlägt urplötzlich und mit voller Wucht zu, um ihr übles Spiel zu treiben. Manchmal tarnt sie sich hinter Symbolen, Gerüchen oder Geräuschen und oft nutzt sie den Schlaf, um sich zu entfalten. Sie lässt sich viel einfallen, um erneut die Macht über mich zu ergreifen und es gibt nichts, wonach sie sich richtet. Sie ist unberechenbar und will dies auch sein.

In der Zeit der Behandlung klopft sie oft an die Tür, denn in den Räumen einer Klinik fühlt sie sich besonders wohl. Da wimmelt es nur so vor Verletzlichkeit, Schwäche und Hoffnungslosigkeit. Dort hat sie leichtes Spiel und wer sich ihrem Garnen hingibt, ist schon bald ein Sklave ihres Regiments. Wie wichtig ist dann ein liebes Wort der Zuversicht, das Aufzeigen der Stärken und dessen, was schon alles gemeistert wurde. Wie wichtig ist das gemeinsame Lachen, das Witzeln, der Humor. Oh ja, der Humor schlägt die Angst in die Flucht. Wie gut tut es mir, wenn ich Erlebtes humorvoll wiedergeben kann, wenn ich lache. Wenn aus Skurrilem etwas Schräges wird, wenn aus dem Wirklichen etwas Witziges gemacht wird. Es verschafft mir Leichtigkeit in der Schwere. Erheiterung tut gut und gibt mir Kraft. Kraft, um kreativ mit der Angst umzugehen. Warum der Angst nicht eigentlich einfach mal imaginär in den Allerwertesten treten oder mich aus dem negativen Gedankenkarussell rauskatapultieren, indem ich mich zwicke. Noch schöner wird es, wenn man jemanden bittet, zuzukneifen. Kinder sind da gar nicht zimperlich!

Hilfreich ist es, der Angst eine Form zu geben, sie in Worte zu bündeln und dann raus damit. Aussprechen, um sie greifbar zu machen, anstatt mich von ihr greifen zu lassen.

Natürlich kann man nicht mit jedermann reden. Nur wenige sind spezielle Ansprechpartner, denen ich vertraue, bei denen ich authentisch sein kann und die es aushalten. Aushalten, dass die Angst aus mir spricht, welche die grauenhaftesten Gedanken formt. Die bereit sind, mich aus den Tiefen des Sorgenmeeres an Land zu ziehen. Da gibt es nicht sehr viele, aber die, die da sind, sind wahre Lebensretter. Denn auch sie stellen sich der Todesangst entgegen und werfen mit ihrer Liebe und Zuneigung Licht in die Düsternis. Gemeinsam sich der Angst entgegenstellen, ist eine gute Strategie. Gemeinsam reden und gemeinsam lachen, denn doppelt hält besser.

Und doch gewinnt sie manchmal Oberhand, besonders wenn ich allein bin und mir nicht zum Lachen zumute ist. Heimtückisch schleicht sie sich ran, nimmt mich ein und besetzt mich. Dann windet sie sich in mir und um mich und findet Gefallen daran, mich zu quälen. Manchmal habe ich keine Kraft, um mich aufzulehnen. Nicht mal mehr Kraft, um Hilfe zu rufen. So bin ich ihr schnell vollkommen ausgeliefert und unterlegen. Ich erstarre. Ich brauche jemanden, der mich aus der Starre holt, der mich aufweckt, mich erlöst. Der in mir die Samen aus Hoffnung und Zuversicht sät und mich daran erinnert, dass ich stark bin und es schaffe. Dann, nur dann kann ich mich ihrer Bemächtigung entziehen und wieder bei mir sein.

Manchmal habe ich allein genug Kraft, um ihrem Sog zu entkommen. Dann begegne ich der Angst auf eine Weise, die sie nicht erwartet. Ich werde kreativ und verblüffe sie, denn mit Kreativität kann sie nichts anfangen. Ich aber schon. Ich male die Angst. Ich gebe ihr eine Form. Ich male sie beispielsweise als Tier, als einen gefährlichen Skorpion, der mit seinem gefährlichen Stachel morden will. Das Bild mit diesem gemalten Spinnentier tut mir nicht gut. Es ängstigt mich und so soll es nicht bleiben. Was könnte mir helfen, damit ich mich wohler fühle? Ich sperre den Skorpion in einen Käfig, indem ich ein Gitter um ihn herum male. Dadurch ist er und damit die Angst gefangen. Gefangen hinter sicheren und stabilen Stäben. Da kommt er nicht raus und ich bin nicht in Gefahr. Außer Reichweite der Angst zu sein, fühlt sich gut an. Es beruhigt mich und ich atme durch. Was wäre, wenn ich den Skorpion so verändere, dass er nicht mehr so furchteinflößend aussieht? In der Kunst ist alles möglich, weshalb nicht auch in diesem Bilderwerk? Ich male einfach los. Sein schwarzer Panzer und seine Füße bekommen eine farbenfrohe Rahmung und bunte Tupfer, er wird mit einem prächtigen Blumenstrauß ausgestattet, an seinen gefährlichen Stachel hänge ich eine goldene Uhr, die er zu tragen hat und dem Kopf verpasse ich eine Clownsnase sowie rote Bäckchen. So sieht er witzig aus und ich muss schmunzeln. Da ist er wieder: der Humor. Und er verändert viel. Die Angst, verkörpert durch den Skorpion, die ich nun vor mir auf dem Blatt sehe, wirkt alles andere als schwer und mächtig. Sie scheint irgendwie albern. Das verleiht mir ein Gefühl von Größe, zeigt mir auf, dass ich nicht unter dem Einfluss der Angst stehen muss, sondern selbst entscheide, wie ich auf die Angst blicke. Meine Angst vor der Angst wird kleiner, weil ich verstanden habe, dass ich mit meiner Betrachtungsweise großen Einfluss auf ihre Wirksamkeit habe.

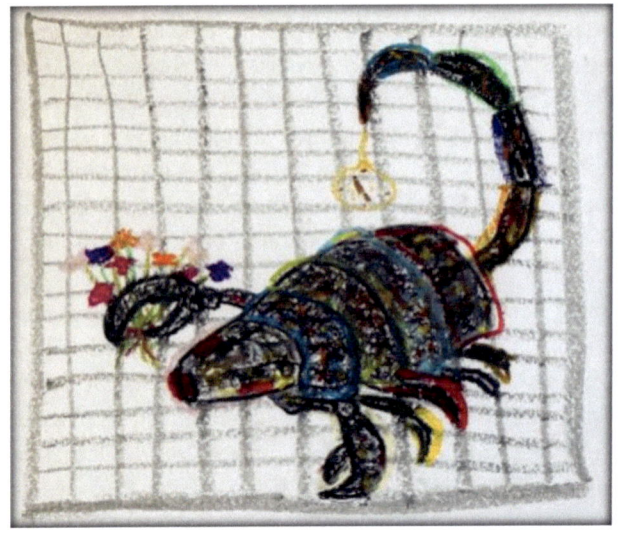

Mit diesem Wissen fühle mich stark. Stark genug, dass ich sie bei ihrem nächsten Besuch galant aus der Tür befördern werde.

Knock, knock, knock! Meine Sinne nehmen immer wieder ihre Gegenwart wahr. *Knock, knock, knock!* bittet sie um Einlass. Während des Behandlungszyklus habe ich oft Gelegenheit, Erfahrungen mit dem ungebetenen Gast zu machen. Die Angst zeigt sich unbeirrt, bleibt sich hartnäckig treu und mit jedem Besuch bekomme ich mehr Einblick in ihre Wirkungsweise.

So vergehen Tage, Wochen und Monate. Die medizinische Behandlung schließt ab und mit der beginnenden Nachsorge beginnt eine neue Ära. Für mich und für die Angst. Mit jedem Nachsorgetermin, der ansteht, erhält sie neue Energie. Mit jedem einzelnen Ziehen oder Stechen an jener Körperstelle, an der einst der Tumor saß, wird sie gestärkt. Ich will das nicht und wehre mich dagegen, aber all mein Wissen über die Angst, das ich in den letzten Monaten leidvoll erlernt habe, hilft gerade nichts. Auf diese Dynamik habe ich keinen Einfluss. Die Beklemmung kommt und macht sich breit. Dasselbe Spiel wie damals. Ich bin ein Wrack, bin dünnhäutig, schnell gereizt und den Tränen nah.

Für meine Familie ist das keine schöne Zeit, denn ich reagiere sensibel, extrem sensibel. Erkundigen sie sich nach meinem Befinden, ist das nicht gut. Erkundigen sie sich nicht, ist das noch schlimmer. Mich in den Arm zu nehmen, finde ich schön, aber nicht, wenn ich es gerade nicht möchte, es nicht ertragen kann, dass ich sonst schon wieder weinen muss. Rücksichtsvoll sollen sie mit mir umgehen, aber nicht zu sehr. Ich bin ja schließlich nicht krank, sondern muss nur zur Nachsorge. Ich bin doch nicht krank, oder?

Diese Zweifel sind unerträglich. Die Angst hat wieder einen Weg gefunden, mich zu besetzen. Sie tut es und schränkt mich als fragiles Wesen ein. Sie ist herzlos und dämonisch und sie triumphiert während der Zeit der Nachsorge. Respektlos betritt die Angst mit mir die Praxisräume, belegt meine Stimme bei der Anmeldung mit ihrer Präsenz und versucht unentwegt in eine Richtung zu lenken: aufgeben, kapitulieren und zerbrechen. Nur die Worte des Arztes, der meinen Namen ruft, holen mich aus ihrer Anziehung. Ich folge ihm in das Behandlungszimmer und mir folgt die Angst. Sie sitzt mir im Nacken, sitzt mir in den Knochen, in meinem Leib. Es fällt mir schwer, mich von ihr zu lösen und die Aussagen des Mediziners zu hören. Auf einmal ist es still, denn er untersucht konzentriert meinen Körper. Mit der Stille schwillt die Angst auf ein Übermaß an, ist unbesiegbar und raubt meine Seele. Wie in Trance falle ich nun doch. Der Abgrund verschlingt mich. Bevor ich aufschlage, höre ich:

„Alles ist gut. Nichts Auffälliges!"

Fünf Worte, die mich retten, mich auf den Weg zurückbringen. Fünf Worte, die mich beseelen und die die Angst wie eine Seifenblase zerplatzen lassen. Sie ist weg, ganz plötzlich. Erleichterung ist da, hat sich an ihre Stelle gelegt und fängt an, mich zu erfüllen. Und so füllen sich auch meine Augen mit Tränen. Tränen der Erleichterung.

Doch wo eine Seifenblase zerplatzt, dort hinterlässt sie auch Spuren. Vielleicht nicht auf den ersten Blick, doch bei Berührung fühlt es sich schleimig an. Langsam setzt der Staub sich auf den Schleimspuren nieder und macht sie sichtbar. Die Zeit arbeitet für die Angst und diese wartet geduldig ab. Dieses Mal jedoch will ich ihr zuvorkommen.

Bislang habe ich die Angst in meinem Körper gespürt und war damit ihren emotionalen Qualen ausgesetzt. Erst danach habe ich begonnen, einen Weg zu finden, mich aus ihren Fängen zu befreien. Mental musste ich die Barriere, die sie sich zu ihrem Schutz gebaut hat, beseitigen.

Mein Verstand hat reflektiert und sich auf Basis der bereits gesammelten Erfahrungen eine Liste über Schwächen der Angst zusammengestellt: Ich weiß, dass sie es nicht mag, wenn ich mit lieben Menschen zusammen bin. Ich weiß, sie kann Humor nicht leiden und findet es fürchterlich, wenn ich mich kreativ mit ihr auseinandersetze. Sich von ihr zu distanzieren, schwächt sie, will sie doch so nah wie möglich bei mir oder noch besser in mir sein. Eine ihrer heimtückischen Strategien habe ich auch erkannt: Sie schlägt aus dem Hinterhalt plötzlich zu. Das heißt, das Überraschungsmoment ist ihr Verbündeter.

Klar, Überraschungen sind nicht vorhersehbar, doch so plötzlich kommt sie bei genauerer Betrachtung gar nicht. Bestimmte Signale gehen ihr voraus.

Ein deutliches Signal lautet Stress. Habe ich Stress, bin ich mit mir nicht in Verbindung, sondern mit äußeren Bedingungen beschäftigt. Ich schaffe der Angst damit Raum. Raum, den sie besetzen will und es tut, wenn ich nicht selbstverantwortlich eine Grenze ziehe. Stress schwächt zudem mein Immunsystem und so haben es Viren und Bakterien leichter, ihr Unwesen zu treiben. Ziehen, Stechen, Fieber oder anderes können die Folge sein, die der Angst in die Karten spielt. Deswegen fort mit dem Stress und her mit Ruhe.

In der Ruhe liegt die Kraft, heißt es, und Kraft brauche ich. Kraft bekomme ich durch tägliche Entspannungsmomente. Ein Spaziergang in der Natur, ein Kraftort, Meditation … sind Optionen. Wichtig ist, dass ich innere Ruhe habe, um in meiner Mitte zu bleiben und eine Distanz zur Angst herzustellen. Distanz zu ihr zu haben, lässt mich in der Gegenwart bleiben. Das Jetzt zählt, denn hier und heute geht es mir gut. Hier und heute fühle ich mich wohl und weiß, wie wertvoll mein Leben ist. Was die Angst jedoch versucht, ist mich in die Vergangenheit zu ziehen. In die Vergangenheit und zurück zu den Beschwerden, zurück zum Stigma. Gleich darauf reißt sie mich in die Zukunft, in der sie mir Fantasien aufzeigt von Rezidiven, Krankheiten und Tod. Sie arbeitet schnell, gönnt mir keine Zeit zum Reflektieren. *STOPP* rufe ich und unterbreche ihr Treiben. *STOPP*, ich bin hier und jetzt geht es mir gut. Das ist es, was zählt. Das andere sind nur Gerüchte, nichts weiter als Parolen der Angst, die nicht verlieren kann. Sie will gewinnen und geachtet werden.

Vielleicht ist ihr Drang nach Anerkennung ein Schlüssel? Vielleicht darf ich sie nicht nur als Feind betrachten? Sie als Freund zu bezeichnen, wäre wohl zu viel verlangt, aber möglicherweise nützt sie mir. Welche Vorteile verschafft mir die Angst?

Ich nehme mir Zeit zum Reflektieren. Mein Verstand stellt mir verschiedene Optionen zur Verfügung, denen ich zunächst in mir nachspüre. Mir wird klar, dass die Angst dafür sorgt, dass ich sehr aufmerksam mit mir umgehe. Durch sie habe ich mich und meinen Körper sehr gut im Blick und erkenne schnell, wenn etwas nicht in Ordnung ist. Früher war das ganz anders. Vor der Diagnose habe ich körperliche Beschwerden nicht ernst genommen, bin über sie hinweg gegangen und habe mir keine Pausen gegönnt. Nur der Totalausfall konnte mich stoppen. Hat er dann ja auch, denn eine Krebserkrankung steckt man nicht so einfach weg. Heute deute ich mein körperliches Befinden als Wegweiser, der mir aufzeigt, wenn es einen Veränderungsbedarf gibt. Solange ich mich gut fühle, mache ich weiter wie bisher. Bemerke ich körperliche Symptome, kommt mit ihnen auch die Angst. Sie veranlasst mich, mir als Erstes Ruhe zu verordnen. Also stoppe ich Termine, unterbreche Aktivitäten und sage Verabredungen ab. Natürlich in angemessener Weise, aber die physische Beeinträchtigung macht mich empfindsam für mich, für meine Bedürfnisse, meine Balance. Ich betreibe also Selbstfürsorge, indem ich mich entspanne, spazieren gehe, liebe Menschen sehe, Dinge tue, die mich erfüllen. Bleiben die Symptome trotz der Entschleunigung bestehen, warte ich nicht lange ab und gebe der Angst damit Zeit und Raum, sondern lasse es abklären. Ich vereinbare einen Termin beim Onkologen.

Für mich wirkt die Angst wie Treibstoff, der mein Fahrgestell in Bewegung versetzt. Wie beim echten Sprit kommt es aber immer auf die Zusammensetzung des Gemischs an und auch auf das jeweilige Fahrwerk. Denn diese beiden Komponenten müssen zusammenpassen. Bis die Mixtur stimmt, bis es ein wohltuender Cocktail wird, kann es manchmal dauern. Aber das macht nichts, denn gut Ding braucht Weil.

Was ich für mich verstanden habe, ist, dass die Angst nicht nur schrecklich ist. Vielmehr kann sie helfen, einen liebevolleren Umgang mit mir selbst zu bekommen. Ich bin der Meinung, dass sie ihre Berechtigung hat. Der Angst auf Augenhöhe zu begegnen, nimmt ihr die Macht und stärkt gleichzeitig die eigene Kompetenz. Über mentale Strategien und Ziele der Angst Kenntnis zu besitzen, lässt mich zu einer Expertin werden. Zu einer Expertin, die um die angstspezifischen Gefahrenquellen weiß und die auf Basis dessen adäquate Sicherheitsvorkehrungen für die eigene emotionale und körperliche Unversehrtheit treffen kann. Und das tue ich. Täglich. Das ist meine Arbeit, damit ich gesund bin.

Bei einer Krebserkrankung ist die Angst ein ständiger Begleiter. Jeder, der einmal dem Tod ins Auge geblickt hat, weiß, dass die Angst niemals wirklich weggeht. Daher darf gelernt werden, mit ihr zu leben und sie sogar zunutze zu machen. Ein Leben ohne Angst gibt es nicht, wir können sie nicht vermeiden oder sie abblocken. Uns jedoch kann sie blockieren durch unsere eigene Betrachtungs- und Herangehensweise.

Frieden mit der Angst zu schließen, Offenheit und Kreativität ins Leben zu bringen, Freiheit durch innere Balance zu erlangen sowie jede Menge Naturerlebnisse helfen mir

Tag für Tag, das großartige Leben zu genießen. Eine Strategie, die sich für mich im Augenblick bewährt hat. Und darüber freue ich mich gerade sehr.

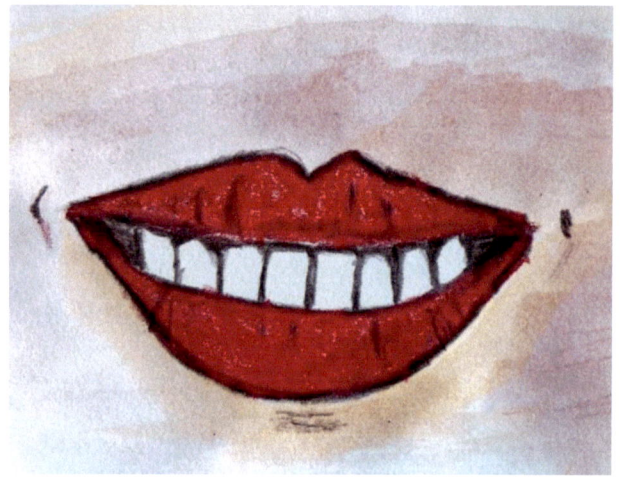

Farbenpunkte

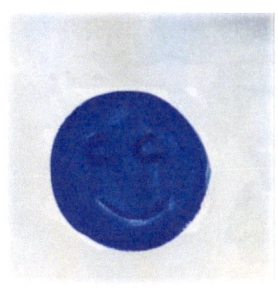

Der kleine blaue Punkt spielte mit seinen Freunden. Auf der großen Wiese, auf der die schönen Kornblumen immerzu blühten, spielten sie Verstecken. Der kleine blaue Punkt saß in seinem Versteck, direkt auf dem blauen Blütenblatt der Blume, und bewegte sich kaum. Er wollte unbedingt als letzter gefunden werden und für sein großartiges Versteck bewundert werden.

Der kleine rote Punkt suchte. Er suchte sehr gewissenhaft und so fand er nach und nach all die Freunde. Nur den kleinen blauen Punkt, den fand er nicht. Auch als gerufen wurde: „Blauer Punkt, Hänschen piep einmal" und ein lautes PIEP aus dem Blumenfeld schallte, blieb er unentdeckt. Der kleine blaue Punkt freute sich über seine kreative Versteckidee und war sicher, dass sie ihn dafür bewundern würden. Doch anstatt Bewunderung zu äußern, wurden die

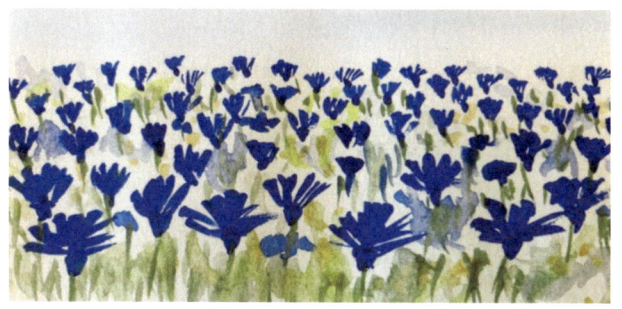

anderen ärgerlich und riefen ihm schließlich zu: „Wir gehen jetzt. Du hast dich falsch versteckt!", und dann liefen sie los. Der kleine blaue Punkt sprang vom Blütenblatt und rannte hinterher. „Ich war dort bei den blauen Kornblumen. Ich wollte ein besonders gutes Versteck!", rief er den anderen zu. Sie jedoch winkten ab: „Das hast du falsch gemacht. Das war kein besonderes Versteck. Du bist nichts Besonderes." Dann ließen sie ihn stehen und er blieb traurig zurück. Der kleine blaue Punkt beschloss von da an, nicht mehr kreativ zu sein und legte seine Kreativität beiseite.

Er wurde größer und kam in die Schule. Eines Tages machte die Klasse einen Ausflug zum Meer. Der blaue Punkt war aufgeregt, denn er liebte das Meer. Fasziniert sah er den Wellen zu, wie sie kamen und gingen, lauschte ihrem Klang und atmete den leicht salzigen Geruch ein.

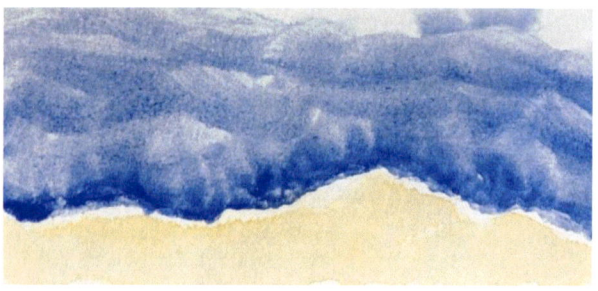

„Eure Aufgabe ist es zu tauchen und die Unterwasserwelt zu erkunden. Macht Entdeckungen und bringt einen Gegenstand an Land", forderte die Lehrerin sie auf. Sofort hüpften alle Punkte freudig in das Meer und das Wasser funkelte in allen Farben. Nach und nach fanden die Punkte die unterschiedlichsten Dinge: Muschelschalen, Seetang, Steine, Holz … Nur der blaue Punkt suchte und suchte. Er wollte etwas Besonderes finden und alles, was er bislang sah, war ihm zu langweilig. Also tauchte er weiter und ließ sich ausreichend Zeit, um den passenden Gegenstand zu finden. Nach einer Weile wurde er auf einmal geblendet. Eine Perle schimmerte hell und er wusste, dass er diese mit an Land bringen wollte.

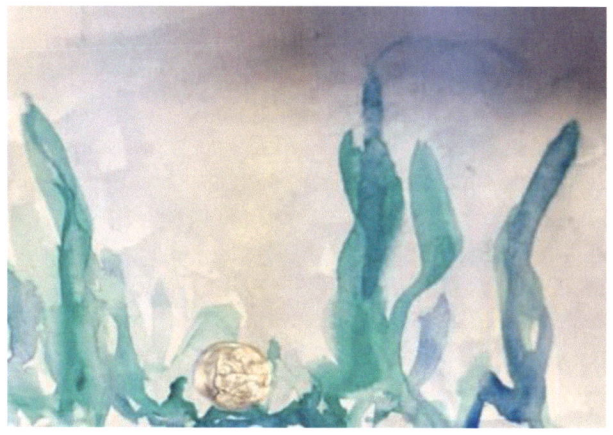

Als er mit ihr nach oben schwamm, wurde ihm angenehm warm. Er freute sich sehr und war gespannt, was die anderen über seinen Fund sagen würden. Doch an Land angekommen, war niemand mehr da. Seine Klasse war weg. Der blaue Punkt rannte los, los in Richtung Schule. Dann sah er sie und rief: „Halt, wartet. Ich habe etwas ganz Besonderes gefunden!" Die Lehrerin antwortete barsch: „Etwas Besonderes? Das wollen wir nicht mehr sehen. Du bist zu spät. Du darfst heute besonders lange nachsitzen. Das ist besonders, aber nicht du!" Und dann gingen sie weiter. Auch der blaue Punkt lief still und traurig mit. Der blaue Punkt beschloss von da an, sich nicht mehr so viel Zeit für sich und seine Aufgaben und Ziele zu lassen, sondern schnell zu handeln.

Als erwachsener Punkt ging er effizient seiner Arbeit nach. Er legte viel Wert auf Lösungen und setzte sowohl pragmatisch als auch zielstrebig die geforderten Aufgaben um. Er wusste um seine Stärken und wie er diese effektiv bei Projekten einzusetzen hatte. Bei der erfolgreichen Vollendung strahlte er zufrieden und widmete sich freudig, engagiert und mit Begeisterung der nächsten Tätigkeit. Doch die anderen Punkte lehnten ihn ab, sprachen schlecht über ihn und oft hörte er sie tuscheln: „Der denkt, der wäre etwas Besonderes und besser als wir, doch das ist er nicht. Er ist ein Niemand!"

Der blaue Punkt fühlte sich in dieser Welt einsam und allein. Er hatte das Gefühl, dass seine Fähigkeiten und Talente ihm das Leben schwer machten. Also legte er sie nach und nach ab, bis er das Leben schließlich ohne sie beschritt. Sein Blau verblasste immer mehr.

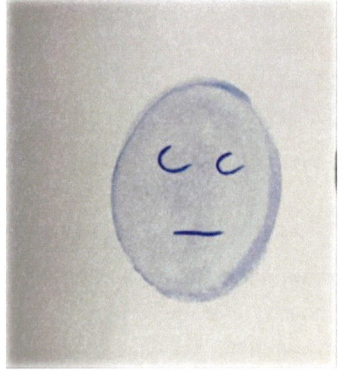

Den Blick nach unten gerichtet, ging er seinen Weg entlang. Plötzlich stieß er gegen etwas, gegen jemanden. „Hey, kannst du nicht aufpassen?", sagte ein alter grauer Punkt. „Schau gerade aus, wenn du läufst!"

„Das tut mir leid. Bitte entschuldige!", antwortete der blaue Punkt und wollte schon weitergehen, als er gefragt wurde: „Warum bist du so blass?" Irritiert blickte er auf.

„Ich habe gefragt, warum du so blass bist?", hakte der alte Punkt nach.

„Blass? Ich bin … blass? Ist mir gar nicht aufgefallen! Ich bin doch wie jeder und mache nichts anderes als der Rest der Punkte."

„Vielleicht ist es genau das", stellte der graue Punkt fest und ergänzte: „Vielleicht fehlt es dir, du selbst zu sein. Was magst du denn besonders?"

„Hmm, ich weiß nicht!", antwortete der blaue Punkt nachdenklich.

„Was hast du denn früher einmal gerne gemacht?", stellte der alte Punkt die Frage anders. Der blaue Punkt überlegte. Er dachte an früher und dann fiel es ihm wieder ein. Früher tat er die Dinge mit Freude und mit Begeisterung. Er hatte Spaß an seinem Tun, war zielstrebig und fantasievoll. Gerne zeigte er das allen und gerne wollte er dabei von allen gesehen werden.

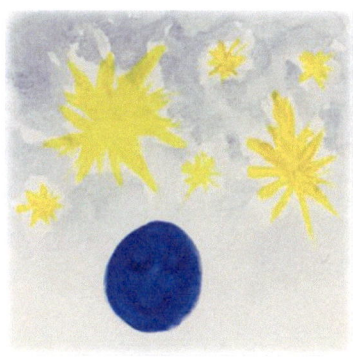

„An was denkst du denn gerade?", holte ihn der graue Punkt aus seinen Gedanken. „Dein Blau ist gerade intensiver geworden."

Der blaue Punkt sah an sich hinunter.

„Ich habe daran gedacht, wie ich mich früher auf jeden neuen Tag gefreut habe, viele Interessen hatte und sie immer auf meine eigene Weise umgesetzt habe. In der Vergangenheit habe ich eigentlich alles, was ich tat, mit vollem Einsatz gemacht. Ich war eifrig, engagiert und voller Tatendrang."

Er stockte: „Begeistert davon war aber nur ich. Die anderen sagten mir, dass ich das falsch mache und es nicht kann. Sie meinten, dass ich falsch bin. Dann hörte ich damit auf …"

„… und damit verblasste auch deine Farbe!", vollendete der graue Punkt den Satz.

„Ja, das stimmt wohl." Er senkte seinen Blick und hielt inne.

„Wenn du könntest und dir alle Möglichkeiten gegeben wären, was würdest du gerne tun?" Schon als er diese Frage hörte, schüttelte der blaue Punkt seinen Kopf und der Alte wiederholte:

„Stell dir vor, ein Wunder würde geschehen und du wachst am Morgen auf. Du weißt nichts von dem Wunder, weil du ja geschlafen hast. Und als du aufstehst, ist alles anders. Woran würdest du merken, dass das Wunder geschehen ist?"

„Also, … ich würde …Dinge tun, … die mir … die mir Spaß machen. Einfach loslegen, wonach mir ist … und ganz spontan sein. Ich würde Großartiges erleben und den anderen Punkten davon erzählen. Sie würden mich wahrnehmen, und sie würden sich mit mir freuen. Und manch-mal würden sie mich auch dafür bewundern und mir ganz viel ihrer Zeit widmen. Das würde mich glücklich machen und wäre für mich das Wunder.", erklärte der blaue Punkt mit leuchtenden Augen.

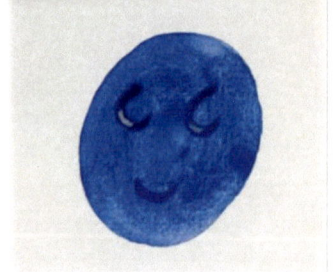

Nickend zeigte der graue Punkt, dass er alles verstanden hatte. Er fasste sich ans Kinn, rieb nachdenklich daran und erkundigte sich:

„Dein Leben soll also Freude bereiten und die anderen sollen dir dafür Bewunderung entgegenbringen?"

„Naja, sie sollen mich ja nicht vergöttern, aber ich möchte gesehen werden. Gesehen werden bei dem, was ich tue. Was ich tue und … wer ich bin. Ich will …", der blaue Punkt suchte nach den richtigen Worten, „… ich will nicht falsch sein, nicht unwichtig. Ich will jemand sein, der besonders ist."

Jetzt war ihm klar geworden, was das Wunder für ihn beinhaltete. Er wollte ein besonderer Punkt sein. Fragend wendete sich der alte Punkt an ihn:

„Woran, junger Freund, merkst du, dass du besonders bist?" Ein weiches Lächeln zeigte sich auf seinen Lippen.

„Daran, dass die anderen Punkte mich bewundern für das, was ich tue. Dass sie sagen, dass ich gute Ideen habe. Daran, dass ich erfüllt bin, ganz ohne Zweifel. Dass ich frei bin!"

„Weißt du, blauer Punkt, es kommt nicht darauf an, besonders zu sein, sondern man selbst. Wenn du deinen Ideen folgst, wenn du das tust, von dem du spürst, dass es dir gut tut, wenn du dich insbesondere DIR widmest, dann strahlst du. Die Ausstrahlung entsteht, weil du deinem Inneren folgst. Deinem Selbst in all seinen Facetten. Jeder hat viele Anteile in sich, die sich in den verschiedenen Farben widerspiegeln. Wir sind nicht nur blau, weil wir blau geboren wurden. Wir haben auch rote Anteile in uns, grüne, gelbe und so weiter. Das Besondere ist, dass sie leuchten, wenn wir sie aktivieren. Und das geschieht, wenn wir machen, was uns bereichert, uns Freude bereitet, wenn wir etwas erleben, was uns persönlich gut tut. Dann strahlen wir in den unterschiedlichsten Farben und das sehen dann die anderen. Wir werden in all unserer Schönheit gesehen.

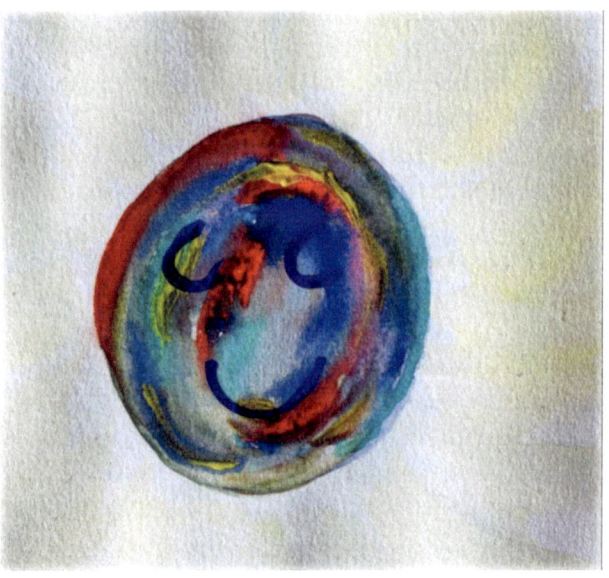

Der Weg führt also nur über uns selbst, nicht über andere. Das bedeutet, den ersten Schritt müssen wir gehen, dann kommt der Rest automatisch."

„So leicht ist das?", fragte der blaue Punkt verdutzt.

„So leicht ist das. Das, was uns Punkten manchmal schwerfällt, ist den Blick auf uns selbst zu bewahren. Doch wie sollen wir sonst unsere persönlichen und einzigartigen Anteile leben, wenn wir statt auf uns selbst auf andere blicken? Liegt unser Fokus nicht auf uns selbst, verlieren wir uns und unsere Stärken aus dem Auge. Leben wir unsere Fähigkeiten und Talente nicht mehr aus, schwinden sie immer mehr, bis sie schließlich vollständig fort sind. Verlassen sie uns, verblasst auch unsere Farbe. Schenken wir uns, den eigenen Stärken und Begabungen dagegen sorgfältige Beachtung, kann sich die Pracht in allen Farben des Regenbogens zeigen. Wir strahlen, glänzen, leuchten. Dieses Licht zieht die Blicke der anderen Punkte an. Sie bewundern denjenigen, der bei sich ist und SEIN Leben lebt. Paradox ist, dass sie auch so strahlen könnten, wenn sie sich selbst sorgfältige Beachtung schenken würden."

Puh, das war viel Neues für den blauen Punkt. Viel Neues, was seinen Blick auf das Leben veränderte, den Blick für sich erweiterte. Er spürte eine angenehme Wärme aufsteigen. Sie war wie frische Energie, die ihm zurief:

„Endlich, blauer Punkt. Endlich weißt du, dass du einfach loslegen musst. Tu, wonach dir ist. Jetzt!"

Tausende Ideen, die er immer zur Seite geschoben hatte, schossen durch seinen Kopf. Einfälle, die er schon lange vergessen hatte, erschienen plötzlich wieder vor seinem in-

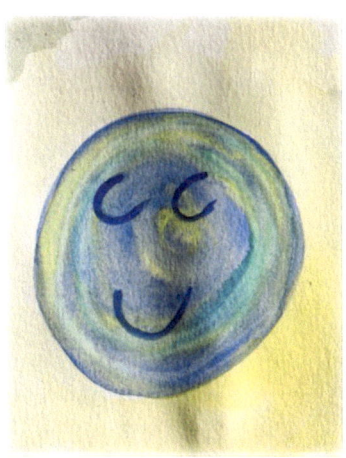

neren Auge. Jetzt war es an der Zeit, sie umzusetzen. Ein Wandel hatte stattgefunden und das zeichnete sich auch äußerlich ab. Ganz blau war er nun nicht mehr, er hatte auch gelbe Anteile, die an manchen Stellen seiner Haut ins Grün verliefen. Er war bunt.

Der blaue Punkt war glücklich. Glücklich, dass er sich selbst wiedergefunden hatte, und er war dankbar. Dankbar, dass der graue Punkt ihm dabei geholfen hatte. Er streckte ihm die Hand entgegen:

„Herzlichen Dank für die Zeit, die du mir geschenkt hast und für deine Worte. Nun muss ich los, grauer Punkt. Ich habe viel vor!" Goldene Akzente schimmerten an seinem blauen Körper auf.

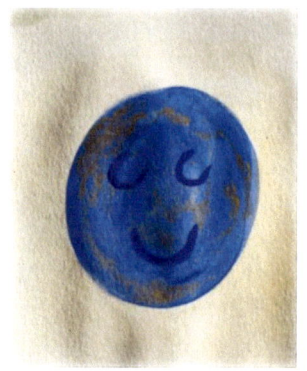

„Ich wünsche dir viel Spaß. Viel Freude bei allem, was du tust!", verabschiedete sich der alte Punkt herzlich. Langsam verschwand der blaue Punkt. Während er ihm nachsah, glänzte der graue Punkt selbst in verschiedenen Farbtönen. Denn das, was ihn erfüllte, war, verirrte und blasse Punkte wieder zurück auf ihren wunderschönen farbigen Pfad des Lebens zu führen.

Der graue Punkt war glücklich. Glücklich, dass er seine

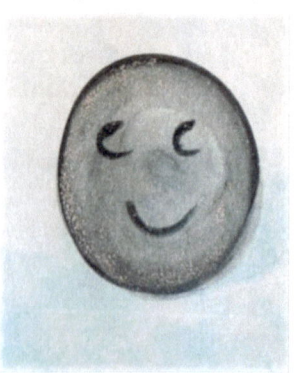

Stärke ausleben konnte und dankbar. Dankbar, dass der blaue Punkt es ihm ermöglicht hatte. Er machte sich auf den Weg und ging zufrieden weiter.

Die Welt ist voll mit Punkten. Jeder hat seine eigene Farbe. Manche Punkte können ihre Farbe wechseln, einige sind an bestimmten

Stellen andersfarbig. Andere wiederum sind komplett bunt. Und da gibt es noch eine Gruppe von Punkten, die glitzern und funkeln wie kostbare Brillanten. Jeder Punkt ist einzigartig, wertvoll und besonders. Das Wichtige ist, dass jeder sein Leben zu vollster Zufriedenheit lebt und es in vollen Zügen genießt.

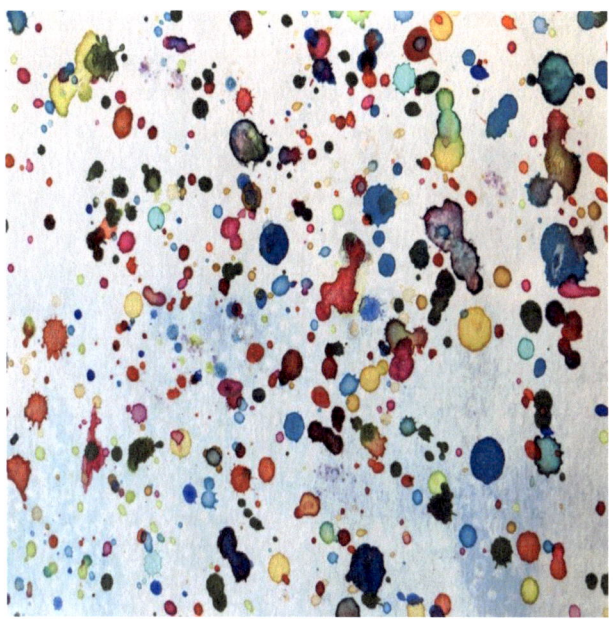

Grenzenlosigkeit

Grenzenloses Glück, grenzenloser Genuss, Grenzenlosigkeit und Ganzheitlichkeit fühlt man, wenn man Krebs überstanden hat. Wenn man Krebs überstanden hat, dann sollte man sich etwas gönnen: Zeit mit lieben Menschen verbringen, Entspannung, ein Urlaub, etwas erleben, das einen erfüllt. Wenn man Krebs überstanden hat, sollte man die Zeit für sich arbeiten lassen: Vergnügen, Relaxing, Bereicherung auf allen Ebenen. Lebensqualität im Mittelpunkt des Daseins ist angesagt. Das hat man sich verdient, nach all dem Stress, nach all der Angst, nach all der Kraftanstrengung. Wenn man das abgeleistet hat, ist Absahnen dran. Absahnen vom Leben für die eigene Zufriedenheit, Ausgeglichenheit, für die eigene Glückseligkeit.

Glücklich sein! Das möchte jeder, das streben wir Menschen an. „Glück gehabt!" ist die eine Seite der Medaille, „the sunny side of life". Wenn diese oben ist, ist alles super. Dann läuft es gut und jeder ist happy.

Was aber, wenn die andere Seite oben ist? Das Pech, das Schwere, das den Alltag trübt, das, was niemand will. Hat man Pech, wenn man an Krebs erkrankt? Hat ein anderer dagegen Glück gehabt, der nicht solch eine Diagnose erhält?

Krebs kommt und trifft den einen wie den anderen. Trifft den Pechvogel genauso wie den Glückspilz. Krebs ist unberechenbar, hart und zerstörerisch. An Zufriedenheit und Glückseligkeit ist erst einmal gar nicht zu denken. Zunächst geht es um die existenzielle Basis, ums Überleben. Angst und Anspannung überdeckt alles. Einfach alles verschwindet hinter der Dunkelheit aus Angst. Diese düstere

Bedrohung stresst den Menschen und kostet enorm viel Kraft. Energie für anderes ist nicht da. Die Energie reicht lediglich für das Absichern des eigenen Lebens. In dieser Zeit sind Mitmenschen von enormer Bedeutung. Sie geben Halt und Liebe. Sie sind da, tragen die Last mit und sie lenken ab. Sie helfen dabei, den Alltag zuversichtlicher zu gestalten, öffnen auch mal dem Humor die Türen und unterstützen darin, die Schwarz-weiß-Perspektive farbenfroher werden zu lassen. So können sich im Alltag eines Erkrankten immer mal wieder und mit der Zeit immer mehr Lichtblicke entfalten. Momente, die von Zufriedenheit und Genuss geprägt sind, in denen gelacht wird und es dem Menschen gut geht. Und obwohl die Lebensbedrohung wie ein Schatten den Raum erfüllt, lugt das intensive Gefühl des Glücks ab und zu hervor. Ganz vorsichtig und schüchtern reckt es seine Nase hervor, wenn der Duft einer Leckerei in der Luft liegt, huscht auf Zehenspitzen durch das Zimmer, wenn liebe Menschen zu Besuch kommen, zeigt sich kurz, wenn man herzlich in die Arme genommen wird. So schnell wie es gekommen ist, so schnell ist es auch wieder verschwunden. Das Glück scheint sich zu verbergen und in seinem Versteck abzuwarten. Abzuwarten auf eine bessere Zeit.

Mit der Heilung des Menschen ist der Moment des Glücks gekommen. Nun kann es sich wieder vollkommen entfalten. Als hätte es die gesamte Zeit über im Versteck seine Energie gebündelt, um sie endlich freizulassen. Glück strahlt einen an und man strahlt Glück aus. So glücklich war man nie zuvor. Besser kann es einem nicht gehen. Dann feiert man mit wichtigen Personen und genießt das Zusammensein mit ihnen. Man schaut in die Gesichter seiner Lieben und erkennt, dass das Glück auch sie erfasst hat. Das

Funkeln in ihren Augen, die gelöste Körpersprache zeigt, dass auch sie die Dunkelheit hinter sich gelassen haben und sich auf der Sonnenseite befinden. Alles ist einfach perfekt. Besser kann es einem nicht gehen, denn der Höhepunkt des Glücks scheint erreicht.

Man schaut aus dem Fenster. Der Morgentau hat sich auf einer Blume niedergelassen. Wie Perlen schmücken diese die farbigen Blüten der Pflanze. Vertieft sieht man sich das Schauspiel der Natur an und genießt die Schönheit, die zum Träumen verführt. Im Hintergrund auf einmal der Gesang eines Vogels, der wie im Rausche singt. Wie im Rausche nimmt es einen mit und lässt rauschendes Glück erfahren. So intensiv und perfekt ist es gerade. Besser kann es einem nicht gehen, denn der Gipfel der Glückseligkeit liegt in diesem Moment.

Vom Glück beflügelt, wagt man sich raus aus der Komfortzone, will den vergangenen Abschnitt nun hinter sich lassen. Ein unbekannter Ort schafft eine Distanz zu Ereignissen, die an die Erkrankung erinnern. Ein unbekannter Ort hält Quellen bereit, die der Inspiration dienen. Inspiration für das Leben, weil man das Leben wieder hat. Und so läuft man durch die exotische Umgebung mit neugierigen Augen. Saugt wie ein Schwamm alles mit Erstaunen auf, bereichert seine Sinne durch alle Eindrücke, ist beeindruckt und verzaubert zugleich. Und dann kommt er wieder, ein solcher Moment, den man kaum beschreiben kann, so überwältigt er einen. Ein Augenblick, der alles vergessen lässt, den man wie in Trance erlebt. Man überlegt und denkt, dass man doch bereits einzigartige Glücksmomente hatte, dass es nicht möglich ist, erneut vollkommene Glückseligkeit zu erleben. Glück ist einfach zu selten, als dass man es mehrmals erleben darf. „Doch!", schießt es plötzlich und wie aus heiterem Himmel in einen rein und man erkennt, dass Momente der völligen Zufriedenheit niemals ein Ende haben, sondern grenzenlos sind. Man fühlt, dass das Leben immer wieder und noch mehr Momente des Glücks bereithält. Bereit für jeden, der sich ihm öffnet. Bereit für jeden, der es wagt, aus dem Leben zu schöpfen und nach dem Glück zu greifen. Der es schafft, auch in schweren Zeiten zuversichtlich daran zu glauben, dass das Glück da ist und kommen wird.

Charakteristisch für das Glück ist, dass es auch bei zaghaftem Erscheinen umso stärker wird, je mehr man Ausschau nach ihm hält.

Deshalb bleibt nur zu sagen:

Wer als Glücksjäger durch die Welt geht, sammelt auf seinem Abenteuer des Lebens grenzenlos Glücksmomente, die ihn reich machen.

Ein Taubenleben

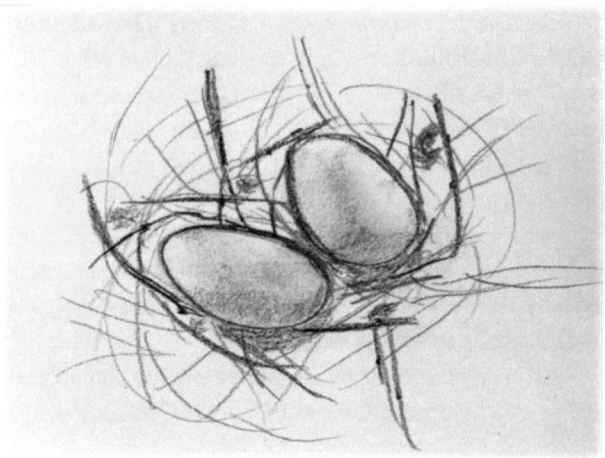

An einem Tag im Spätsommer lagen am Rande einer Stadt auf einer ausladenden Baumkrone zwei weiße Eier in einem Nest. Die Eltern kümmerten sich sehr um die beiden und nach wenigen Tagen war es endlich an der Zeit. Die kleinen Tauben schlüpften aus ihrer Schale.

Routiniert versorgten die Eltern ihren Nachwuchs. Der Tag bestand aus Nahrungsaufnahme, Nahrungsverwertung und Schlafen, um sich erneut der Nahrung zu widmen. In diesem Alltag wuchsen die beiden Tauben heran und begannen, die Welt um sich herum langsam wahrzunehmen. Während die kleine Taube immerzu neugierig über den Rand des Nestes blickte, hielt das ältere Geschwisterchen ausschließlich nach den Eltern und dem Futter Ausschau. Die Kleine aber fand es aufregender zu beobachten, was außerhalb der Baumkrone vor sich ging. So entdeckte sie eine Ameisenkolonie am Baumstamm, konnte bunten Käfern beim Krabbeln zusehen und bewunderte wunderschöne vorbeiflatternde Schmetterlinge. Wie gerne wäre die kleine Taube aus ihrem Nest gesprungen und davongeflogen. Doch so weit war sie nicht. Die Flügel waren noch zu kahl und so konnte sie nur das abwechslungsreiche Treiben der anderen beobachten, während sie selbst die Eintönigkeit ihres Taubenlebens erfuhr.

Die Zeit verging und nach schließlich waren die beiden Geschwister flugfähig. Die kleine Taube war ja so aufgeregt und voller Freude. Endlich würden ihre Flügel sie forttragen, sie frei und unabhängig machen. Sie verabschiedete sich von ihrer Familie, denn die kleine Taube war von Abenteuerlust gepackt. Statt des gewöhnlichen Taubenlebens wollte sie etwas erleben, Erfahrungen machen, etwas Neues entdecken.

Und so flog sie los. Einfach weg. Sie schwebte über die Baumkronen und die Dächer der Stadt, über Gärten und Parkanlagen.

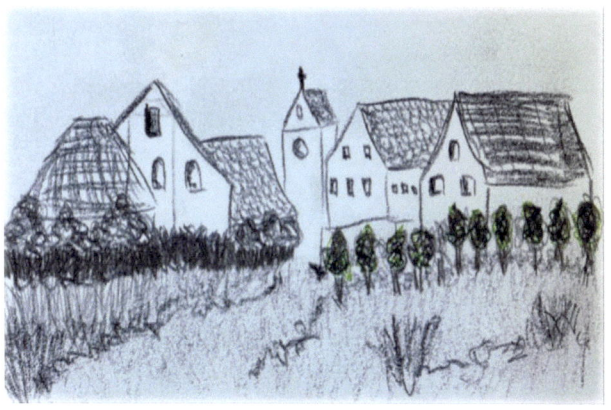

Und während sie die Landschaft hinter sich ließ, so wollte sie auch das Leben als Taube hinter sich lassen, sich verändern und jemand anderes sein.

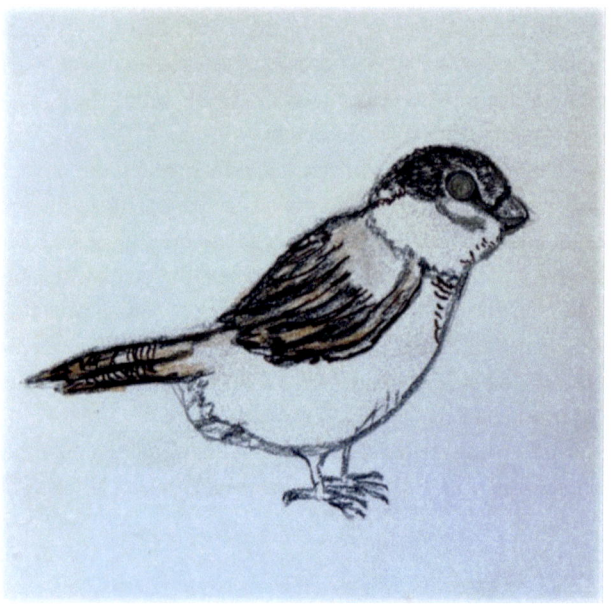

Auf einer Mauer nahm sie Platz und schaute sich um. Eine Schar kleiner Spatzen kam vorbei, sahen sie aber gar nicht. Viel zu sehr waren sie mit Spielen beschäftigt. „Haben die viel Spaß! Sie führen nicht so ein ödes Taubenleben. Wie gerne wäre ich ein Spatz!" Die kleine Taube beschloss, ihnen zu folgen und ab jetzt ein Spatz zu sein.

Sie eilte hinterher und spielte mit. Oh, welchen Spaß die kleine Taube hatte. So etwas hatte sie zuvor noch nie erlebt. So viel Freude hatte sie bislang noch nie in ihrem Leben gehabt.

Gemeinsam flogen alle weiter zu den Schrebergärten. Und die kleine Taube hatte Schwierigkeiten, den Spatzen hinterherzukommen. Immerzu schlupften diese durch enge Zaunlöcher, durch die die Taube nicht passte. Dafür war die Taube nicht gemacht. Und so konnte sie die Freunde bald schon nicht mehr einholen.

„Ich bin wohl kein Spatz", erkannte die kleine Taube.

„Aber wer bin ich?", fragte sie sich und flog weiter.

Auf einem Teich sah die junge Taube einen Schwan. Stolz und erhobenen Hauptes glitt er elegant über das Wasser.

„Ist der schön! Der führt nicht so ein ödes Taubenleben. Wie gerne wäre ich ein Schwan!" Die junge Taube beschloss, zum Teich zu fliegen und ab jetzt ein Schwan zu sein.

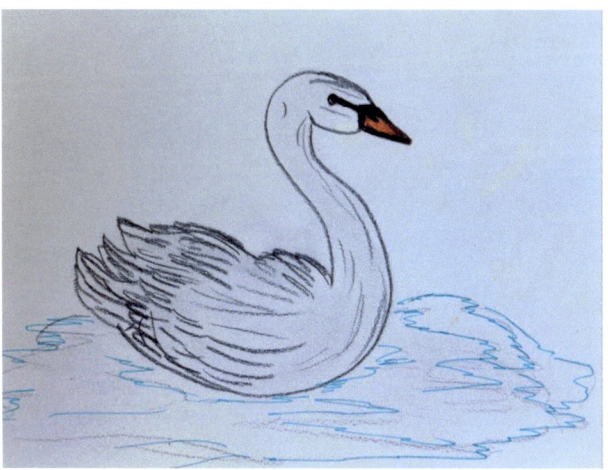

Der Schwan nahm keine Notiz von ihr und schwamm an ihr achtlos vorbei. Die junge Taube richtete ihren Körper auf, streckte ihre Brust stolz nach vorne und machte elegant einen Schritt nach vorn Richtung Gewässer.

Oh, wie anmutig die junge Taube war. So etwas hatte sie zuvor noch nie erlebt. So schön hatte sie sich bislang noch nie in ihrem Leben gefühlt.

Doch, oh je, ihre kurzen Beine gerieten ins Straucheln, sie kippte nach vorne und fiel kopfüber ins Wasser. Nach Luft schnappend eilte sie aus dem Wasser, denn sie konnte nicht schwimmen. Dafür war die Taube nicht gemacht.

„Ich bin wohl kein Schwan", erkannte die junge Taube.

„Aber wer bin ich?", fragte sie sich und flog weiter.

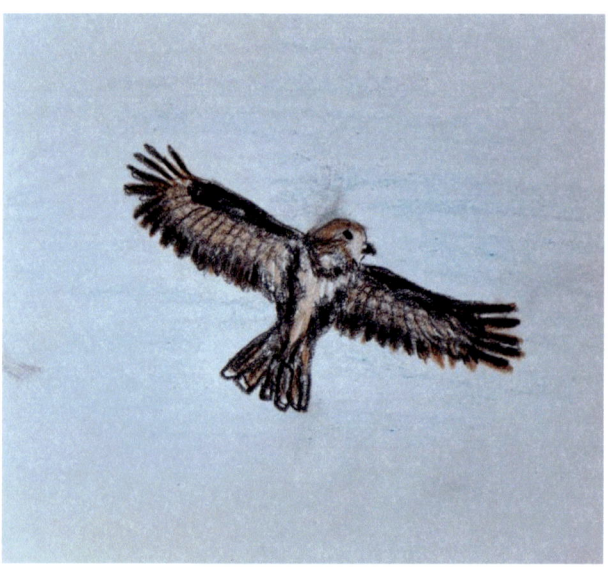

Über den Weinreben kreiste ein Bussard. Immer wieder zog er seine Runden, verweilte dann konzentriert an derselben Stelle und stürzte schließlich pfeilschnell zu Boden.

„Ist der zielsicher! Der führt nicht so ein ödes Taubenleben. Wie gerne wäre ich ein Bussard!"

Die Taube beschloss, zum ihm in die Luft zu fliegen und ab jetzt ein Bussard zu sein. Dieser sah die Taube an und zwinkerte ihr zu, dann stürzte er wieder hinab. Die Taube blieb in der Luft und verweilte kurz an derselben Stelle, bevor auch sie hinabstürzen wollte. Oh, wie konzentriert die Taube war. So etwas hatte sie zuvor noch nie erlebt. So zielsicher hatte sie sich bislang noch nie in ihrem Leben gefühlt.

Als sie schließlich auch pfeilschnell nach unten jagen wollte, kam sie ins Straucheln und landete ziemlich unsanft auf einem Haufen alter Weintrauben. Dafür war die Taube nicht gemacht.

„Ich bin wohl kein Bussard", erkannte die Taube.

„Aber wer bin ich?", fragte sie sich.

Traurig flog sie davon. Sie flog lange. Immer weiter und weiter. In einer Stadt ließ sie sich schließlich auf einer Dachrinne nieder. Wind kam auf und blies durch ihr grauviolettes Gefieder. Dicke Tränen kullerten ihr über die fedrigen Wangen. Sie wollte keine Taube sein, wollte kein ödes Taubenleben führen, sondern etwas erleben, Erfahrungen machen, etwas Neues entdecken. Doch weder war sie ein Spatz noch ein Schwan oder Bussard.

Wer war sie? Das wusste sie nicht. Sie wusste nur, dass sie unglücklich war.

Jetzt hörte sie etwas und drehte sich nach dem Geräusch um. Sie nahm einen Jungen wahr, der rief:

„Oh, nein! Der Umschlag!"

Die Taube flog von der Dachrinne und kreiste über dem Jungen. Eine Windböe hatte den Umschlag erfasst und wirbelte ihn durch die Luft.

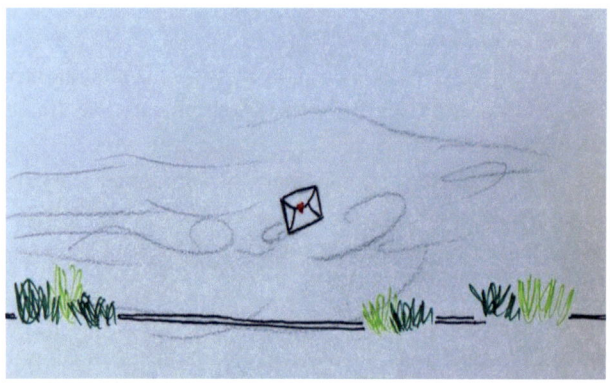

Mit ausgestrecktem Arm rannte er hinterher und versuchte ihn zu greifen, bekam ihn aber nicht zu fassen.

Konzentriert und zielsicher eilte die Taube hinab, erfasste mit ihrem Schnabel den Umschlag und flog zum Jungen. Stolz überreichte sie ihm das Kuvert und erhob sich danach elegant in die Luft. Das hatte ihr Spaß gemacht.

„Danke, danke, du hast mir den Brief für meinen Opa wiedergebracht. Hab vielen Dank, liebe Taube!", rief ihr der Junge hinterher.

Freudig setzte sie sich auf eine Mauer. Dann überlegte sie, dass sie auf ihrer Reise viel erlebt hatte. Sie erfuhr, wer sie nicht war und welche Fähigkeiten sie nicht besaß. Dafür aber entdeckte sie ihre eigenen Begabungen, vertraute ihrer Intuition und erfuhr, was ihr selbst Freude bereitete. So

konnte sie sich endlich auf die Frage „Wer bin ich?" eine
Antwort geben: „Ich bin eine Brieftaube."

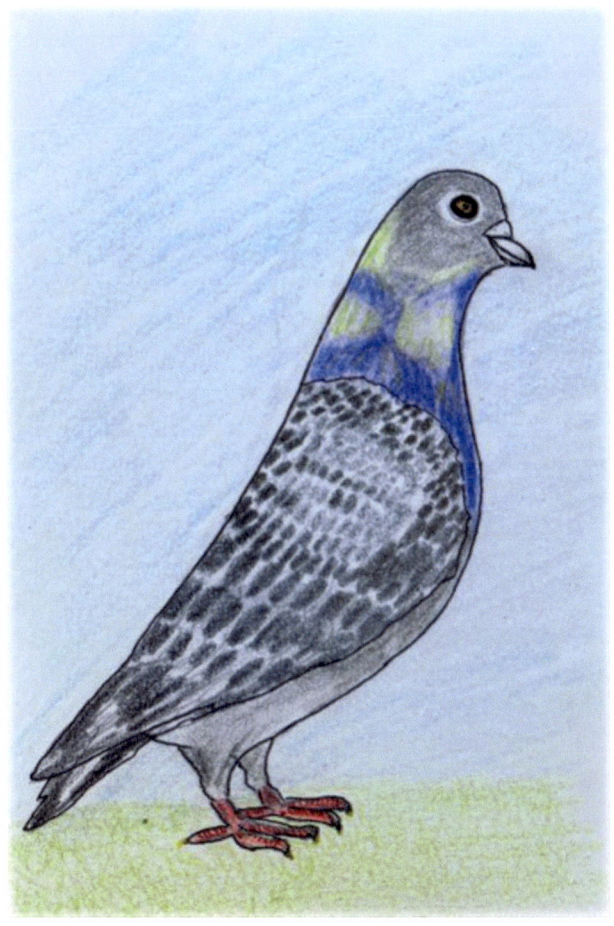

Die Zeit

Fortwährend läuft sie, nie bleibt sie still. Losgelöst von allem und jedem ist sie unser ständiger Begleiter. Sie sagt nichts und doch ist so viel in ihr enthalten. Alles, auch das noch so kleinste Detail, bleibt ihr nicht verborgen. Sie sieht alles, sie erlebt alles, sie ist alles. Sie ist da und doch zerrinnt sie ununterbrochen. Die Zeit, das kostbare Gut, so einfach und doch so komplex.

Als Kind stand auf unserem Zeitplan das Spielen ganz oben. Jeden Augenblick füllten wir mit den Dingen, die uns wichtig waren und die uns das Leben versüßten: Spielen, Freunde, Chips und Eiscreme. Wichtig waren wir und der aktuelle Augenblick. Mussten wir einer lästigen Pflicht nachkommen, taten wir es, um danach umgehend wieder zu unseren wahren Leidenschaften zurückzukehren. Die Zeit war ganz klar dazu da, um genutzt zu werden. Das Leben im Jetzt genießen, das zählte.

Als Erwachsener zählt, was kommt. Der Blick geht in die Ferne, richtet sich konzeptionell auf den nächsten Urlaub, auf die anstehenden Projekte, auf die schöne Zeit, die die Rente mit sich bringt. Denn dann wird alles besser, alles ruhiger, alles entspannter. Das Hier und Jetzt dagegen ist gefüllt mit Stress, Hektik, mit laufenden Aufgaben, die erfüllt werden müssen. Die Erfüllung der Anforderungen anderer bestimmt den Alltag vollkommen und jeder zieht gefühlt an uns. Der Tag bräuchte mehr als 24 Stunden, alles ist zu kurz, die Zeit ist ein ständiger Konkurrent. Deswegen sehnen wir uns nach einer besseren Phase, die in der Zukunft liegt. Gerade ist nicht der richtige Zeitpunkt, um entspannt zu leben, aber bald schon. Bald ist irgendwann. Irgendwann ist bald.

Die Zeit. Ist sie unser Freund oder unser Feind? Arbeitet sie für oder gegen uns? Steht sie uns im Überfluss zur Verfügung oder ist sie zu knapp? Zeit hat unterschiedliche Aspekte, die jeder aufgrund seiner einzigartigen Biografie auf individuelle Weise bewertet. Allgemein gilt jedoch, dass Zeit nicht kontrollierbar ist und wir keinen Einfluss auf sie haben. Wir können sie weder vorantreiben noch anhalten, nicht vor- oder zurückspulen. Zeit teilt ein, Zeit strukturiert und ordnet, verläuft linear, schreitet voran und hält Prozesse kontinuierlich in Gang. Ob wir wollen oder nicht, es geht immer weiter. Die Zeit läuft immer weiter. Ohne Einfluss auf sie zu haben, besitzt die Zeit große Macht über uns Menschen und ihr gegenüber sind wir machtlos.

Bei Krankheit spielt sie eine besonders bedeutende Rolle. Haben wir Beschwerden, beobachten wir diese erst eine Zeit lang. Wir hoffen, dass sie nach einer Weile vergehen. Diese Strategie hat doch sonst auch immer funktioniert. In der Regel war für längere Krankheitsphasen gar kein Raum. So haben wir gemäß dieser Haltung den einen oder anderen Infekt verschleppt, uns im Urlaub kuriert oder unseren Alltag einfach krank bewältigt. Ausruhen haben wir uns nicht gestattet, denn dafür war keine Zeit. Wenn eine ganze Weile vergangen ist, die Beschwerden jedoch bestehen bleiben und gar schlimmer werden, entscheiden wir uns doch lieber, einen Arzt zu konsultieren. Bis wir einen Termin beim Mediziner bekommen, dauert es. Viele Tage, oft mehrere Wochen streichen dahin, während die körperliche Beeinträchtigung bleibt. Mit der Zeit ändern sich unsere Gedanken. Sorgen und Beklemmung ergänzen die gesundheitliche Einschränkung und was anfangs lästig erschien, wird nun ersehnt: der Check beim Arzt. Die Untersuchung lässt zunächst oft keine eindeutige Klärung zu. So verstehen wir es zumindest, denn der Mediziner spricht undeutlich und nebulös, stellt nervös mögliche Erklärungen für unser Befinden auf. Schließlich entlässt er uns mit einer Überweisung an Kollegen zwecks Abklärung. Weitere Termine bei Fachärzten müssen vereinbart werden. Das nimmt Zeit in Anspruch. Und es nimmt Kraft in Anspruch, denn während wir auf den nächsten Termin warten, kommen immer mehr Gedanken über mögliche Krankheiten in den Sinn. Ängste, Zweifel und Befürchtungen machen sich breit und werden mit der Zeit immer größer. Sie nehmen immer mehr den Alltag ein und lähmen. Sie führen weg von den Gedanken über den nächsten Urlaub, die anstehenden Projekte und die schöne Zeit der Rente. Sie führen zurück zu den vagen Formulierungen des Arztes, dessen Gesichtsausdruck beim Aussprechen besorgt war. Sie führen hin zu den körperlichen Beschwerden, die deutlich spürbar sind. Angst kommt auf. Angst, die wir versuchen zu verdrängen. Verdrängen durch Eigenberuhigung. Dass der Spuk vorbei ist, sobald die notwendigen Untersuchungen endlich abgeschlossen sind. Verdrängen durch Ablenkung. Ablenkung mit Dingen, die erledigt werden müssen, die uns Routine und Sicherheit vermitteln und selten mit Dingen, die uns Freude bereiten. So vergehen und überstehen wir die nächsten Wochen. Dann endlich kommt der Augenblick, in dem das wichtige Gespräch mit dem richtigen Arzt stattfindet. Der Moment, der Erleichterung und ein Happy End verschaffen soll. Der Zeitpunkt, um danach wieder zurück in unser gewohntes Leben zu gehen und in unsere alte Rolle schlüpfen zu können. Doch das Schicksal hat andere Pläne und schmettert sie uns entgegen.

„Sie haben Krebs", sagt der Arzt und die Bühne des Lebens kracht zusammen. SIE HABEN KREBS hallt es nach und jeglicher Halt ist mit diesem Augenblick verloren. Die Zeit bleibt stehen und alles scheint unwirklich. Schwebend, wie in einem luftleeren Raum, nehmen wir den Moment wahr und hören nur gedämpft, was der Arzt formuliert:

„Die Zeit ist knapp. Wir müssen operieren", und plötzlich muss alles ganz schnell gehen. Wo zuvor wichtige Wochen verstrichen, muss nun umgehend gehandelt werden. Besser noch gestern. Der Tag scheint zu wenig Stunden zu haben, denn wir müssen nun alles organisieren und in die Wege leiten, damit die Behandlung endlich starten kann, damit wir gesund werden. Zeit für uns selbst, für die Familie, Zeit, das Erfahrene zu verdauen, haben wir kaum. Nur nachts, da sucht sich die Furcht ganz sicher ihren Weg. Vor allem nachts übermannt uns die Angst, die keine Ruhe zulässt. Sie zwingt uns ihre Schwermut auf, macht uns klar, dass unsere Zeit abläuft, dass wir todkrank sind und unsere Uhr tickt. Die Zeit fühlt sich hart und schwer an. Sie ist erbarmungslos und lässt uns keinen Schonraum. Die Behandlung kommt und mit ihr eine andere Zeit mit anderen Beschwerden. Die Wunden heilen allmählich, die Furcht bleibt. Die Tage vergehen schnell, weil sie mit Terminen bei Ärzten und Therapeuten gefüllt sind. So wie die Zeit immerzu läuft, so laufen auch wir unentwegt weiter, denn wir stecken mitten im Heilungsprozess. Und der hat nur ein Ziel: die vollständige Genesung. Für unsere künftige Gesundung und um mehr Zeit auf Erden zu haben, müssen wir jetzt funktionieren. Um zu leben, nehmen wir es in Kauf, derzeit fremdgesteuert zu werden. Wir sind verplant, gehen die vorgegebenen Wege, halten uns an die diktierten Regeln. Regeln, die wir nicht kennen und die außerhalb unserer Kontrolle liegen. In dieser katastrophalen Zeit haben wir alles Mögliche, nur keine Kontrolle. Keine Steuerungsmöglichkeit zu besitzen, fühlt sich fremd an. Fremd und gleichzeitig vertraut. Etwas, das wir von früher kennen, denn wir erfüllen wieder Anforderungen anderer. Der Kontrollverlust ist somit schwer und leicht zugleich. Er blockiert unsere Persönlichkeit und schafft gleichzeitig einen persönlichen Schutzraum. Die Regie unseres Lebens übernehmen gerade andere, was uns auch ermöglicht, uns in diesen Zeiten ausschließlich auf uns zu besinnen und zu schützen. Schutz ist so wichtig. Schutz vor Stress und Hektik und stattdessen jede Menge Geborgenheit und Zuversicht. Das brauchen wir. Nur so überstehen wir die Gegenwart mit den anstrengenden Therapien, den fürchterlichen Ängsten und schlaflosen Nächten. Währenddessen läuft die Zeit unbeirrt einfach weiter. Die Stunden und Tage vergehen, die Jahreszeiten wechseln, Geburtstage werden gefeiert und Beerdigungen finden statt. Es ist grauenvoll und wir sind noch immer fassungslos. Fassungslos, dass es uns getroffen hat. Nur allmählich lernen wir, mit der Lage zu leben. Die Zeit hat die Situation verändert. Nicht viel, aber ein wenig. Wir haben uns diesen Umständen entsprechend angepasst. Funktionieren und weitermachen und den Blick stetig auf die Heilung richten. Das ist unser Kurs nach der Diagnose, der funktioniert. Dieser Kurs beweist auch, dass wir in der Lage sind, Schweres auszuhalten. Neben der körperlichen und psychischen Schwäche erleben wir daher auch eine Stärke in uns, die wir zuvor nicht kannten, weil wir es nicht mussten. Die Kraft war wohl aber schon immer in uns. Sie treibt uns an, an das Happy End zu glauben, aus dem Unglück das Beste rauszuholen, den Blick auf das Positive zu richten. Bestärkt werden wir zudem von lieben

Menschen, die bereit sind, uns unentwegt zu stützen und den notwendigen Halt zu geben. Kraft ziehen wir genauso aus jenen Momenten, die sich plötzlich auftun und die uns das Leben auch in diesen bitteren Zeiten versüßen: Humor, gutes Essen, der Sonnenaufgang, Geselligkeit, schöne Musik, Liebe …

Die Zeit hat die Situation verändert. Nicht viel, aber ein wenig. Wir werden aktiver und beginnen, persönliche Akzente in unseren fremden Alltag zu setzen. Nicht viel, aber ein wenig. Es ist ein Anfang, der gut tut und uns Mut zur Selbstbestimmung macht. Der Weg zurück zur Autonomie ist kein leichter. Doch er lohnt sich, denn mit ihr entziehen wir uns der Kontrolle durch den Krebs und erlangen unsere Freiheit zurück. Die Freiheit der Eigenständigkeit ermöglicht uns, nun mehr als nur Akzente zu setzen. Wir handeln wieder und gestalten willens- und bedürfnisorientiert unseren Alltag. Dies ist ein entscheidender Augenblick, denn unsere Einstellung zu dem, was wir wollen und brauchen, entscheidet, welche Rolle wir von nun an in unserem Leben einnehmen: die altbekannte oder eine vollkommen neue Rolle, ein Mix aus alt und neu, die Rolle des Pessimisten oder Optimisten, des Kranken oder Gesunden, als Haupt- oder Nebendarsteller … Anders als vor der Krebsdiagnose fühlt diese Entscheidung sich wichtig an und fordert zurecht eine bewusste Auseinandersetzung mit der eigenen Lebensrolle. Wir können nämlich nicht einfach weitermachen, so unbeirrt leben wie früher. Das alte Konzept von der Fokussierung auf die langersehnte Zukunft ist nicht mehr möglich. Es hat sich bei uns nicht bewährt und fühlt sich falsch an. Der Krebs hat uns mit aller Härte gelehrt, wie unberechenbar die Zukunft sein kann und wie wichtig das Hier und Jetzt ist. Während der Zeit der Erkrankung sowie der Behandlung blieb uns gar nichts anderes übrig, als darauf zu achten, was wir im aktuellen Moment brauchen. Der Wille zu leben, zu überleben, lässt uns selbst- und bedürfnisorientiert handeln und sorgt für Ruhe, Abgrenzung und Reizabschirmung. Nur so ist es uns möglich, alles durchzustehen. Trotzdem und obwohl wir uns und unserer Heilung Raum geben, sitzt der Krebs uns beständig im Nacken und verursacht Stress. Eine andere Form von Stress als vor der Erkrankung, zu Zeiten, in denen die Hektik der Arbeit und des Alltags uns zu verschlucken drohte. Der Stress, der mit Krebs einhergeht, fühlt sich subtil und zermürbend an, so als würde man wieder und wieder durchgekaut, ohne ganz geschluckt zu werden. So als wäre sein Ziel, die langsame, strategische und vor allem nachhaltige Brechung der Persönlichkeit. Die Krankheit konfrontiert uns ungefragt mit dem Wichtigsten, was wir haben: mit uns selbst. Krebs fordert heraus und prüft uns. Krebs schwächt und stellt unsere Lebensphilosophie auf den Kopf. Krebs zerstört.

Seit der Diagnose hat sich unser Wesen verändert. Im Laufe der Zeit haben Anteile unserer Persönlichkeit einen Wandel erfahren. Einige Anteile sind geblieben, andere haben wir für immer verloren, manche bereichern uns seitdem. Der Krebs hat uns genötigt, von unserem bisherigen Lebenskonzept abzuweichen und uns neu auszurichten. Er hat uns gezwungen, unser Denken und Handeln so zu verändern, dass wir am Leben bleiben. Das war wichtig und hat unser Überleben gesichert. Dieser Schritt hat uns zudem noch mehr aufgezeigt. Nämlich, dass es nicht genügt, nur am Leben zu bleiben. Dass es nicht ausreicht, durchs Leben zu kommen, weil wir ausschließlich medizinisch gesund sind. Wir haben stattdessen gefühlt, wie wichtig der Aspekt der Lebensqualität ist. Leben orientiert sich neben der körperlichen Unversehrtheit an unserem Wohlbefinden.

Was unsere Lebensqualität mindert, ist Angst, Zweifel und Sorgen … was sie steigert, ist Zufriedenheit, Glückseligkeit und das Gefühl, dass unser Leben erfüllt ist.

Mit der Diagnose Krebs sinkt unsere Lebensqualität in den Keller, sie reißt schlagartig ab und zunächst gibt es keine Qualität mehr im Leben. Erst mit der Zeit und wenn der Schockzustand überstanden ist, können wir kleine Augenblicke des Glücks und des Genusses wieder zulassen. Nicht viel, aber ein wenig. Nach und nach ergänzen weitere Momente des Wohlbefindens unseren Alltag und damit steigt auch die Lebensqualität. Unser Blick ist wieder geöffnet für Schönes, für Positives und für uns. So haben wir die wertvolle Erfahrung gemacht, wie heilsam es ist, wenn wir auf uns und unsere Bedürfnisse schauen. Wir haben erlebt, dass ganz viel möglich ist, vielleicht sogar alles, wenn wir unserem Selbst volle Aufmerksamkeit widmen. Das ist anders als früher, als die Erfüllung der Anforderungen anderer im Zentrum stand. Jetzt sind wir wichtig und stehen in unserem Leben an erster Stelle, denn wir haben gesehen, wenn wir nicht auf uns aufpassen, gibt es kein ICH mehr. Auch für andere sind wir dann nicht mehr verfügbar. Nicht aktuell und auch nicht später. Das Jetzt hat eine neue Bedeutung bekommen. Die Zeit während der Krankheit hat uns verdeutlicht, dass wir die Gegenwart genießen müssen. Denn bei Krebs scheint es unklar, ob wir überhaupt eine Zukunft erleben. Die Gegenwart dagegen ist jetzt und jetzt sind wir da und leben. Die Konzentration auf den er- und gelebten Moment bekommt von da an eine Geltung. Eine wesentliche Bedeutung, die sich nicht nur in unserem Kopf abspielt, sondern im gesamten Körper, in jedem Knochen und jeder einzelnen Zelle. Der Augenblick, der wichtig und zu wertvoll ist, als dass wir ihn wie früher mit Stress, Hektik und laufenden Aufgaben füllen. Der Augenblick, der mit Dingen gefüllt werden will, der unser Herz berührt, der unsere wahre Leidenschaft entfesselt, ist Mittelpunkt unserer Zeitachse geworden.

Alles ist anders geworden. Der Krebs hat uns gezeigt, wie wichtig die kleinen Momente des Glücks sind. Kleine Momente, in denen wir trotz der Erkrankung strahlen. Zeiten, in denen wir trotz der Erkrankung die Kostbarkeit des Genusses erleben. Wo früher Stress auf dem Zeitplan stand, steht nun Ruhe, wo früher Hektik stand, steht nun Entspannung. Das, was wir uns früher nicht gestattet haben, ist nun von elementarer Bedeutung für uns und unsere dauerhafte Heilung. Es ist ein neues Konzept, das wir uns angeeignet haben, welches vermutlich schon immer in uns war, wir aber nicht genutzt haben oder es vergessen wurde. Durch die Diagnose hat sich unser Zeitbewusstsein verändert. Wir wissen nun nicht nur kognitiv, sondern wir spüren es deutlich, dass alles einem Wandel unterliegt. Dass nichts fest und für immer ist und daher das Hier und Jetzt unser Leben gestaltet. Und auch, dass wir für unsere eigene Lebensqualität hauptverantwortlich sind. Wir haben erkannt, dass wir eine Zukunft nur erleben, wenn wir die Gegenwart bewusst unter der Prämisse der Selbstfürsorge gestalten. Die Zeit ist dabei weder Feind noch Freund, sondern zunächst einmal eine strukturelle Rahmenbedingung. Sie ist objektiv betrachtet neutral, aber subjektiv empfunden nimmt sie beständig. Was sie nimmt, ist das, was wir ihr individuell geben. Schönes, Schweres, Lustiges, Gelebtes und Zurückgestelltes, Ehrliches und Gelogenes. Alles, was war, was ist und sein wird. Gleichzeitig schenkt sie uns mit jedem

Moment erneut die Chance, Neues zu schaffen oder zu er-schaffen. Jeder Augenblick ist der Beginn von etwas Neuem, den wir mit unserer Haltung, mit unserem Willen, mit unserem Verhalten entscheiden. Dennoch, sie ist kein Gegner oder Verbündeter, sondern vielmehr ein Element des großen Ganzen.

Die Zeit ist kostbar wie ein Geschenk. Ein Geschenk an uns, mit dem wir spielen dürfen, solange wir auf dem Spielplatz des Lebens sind. Dem einen gefällt das Geschenk, den anderen nervt es. Manch einer schmeißt es achtlos weg und wieder ein anderer nimmt sich bewusst Zeit für das Geschenk, prüft genau, wie es genutzt werden will und überlegt sorgfältig, ob er es und mit wem er es teilen möchte.

Das Leben ist nach einer Krebsdiagnose noch intensiver. Für uns hat es eine Zeitenwende gegeben, in der vergangene den gegenwärtigen Erfahrungen gegenüberstehen, in der das alte ICH im Spiegel das neue sieht und in der sich das bisherige Lebenskonzept dem Rad der Zeit anpassen muss. Das Leben ist nach einer Krebsdiagnose intensiv. Intensiv und aufregend, weil wir jeden Augenblick mit den Dingen füllen, die uns wichtig sind und die unseren wahren Leidenschaften entsprechen. Die Zeit im Leben ist ganz klar dazu da, um für uns genutzt zu werden. Das Leben im Jetzt genießen, das zählt.

Silberfische

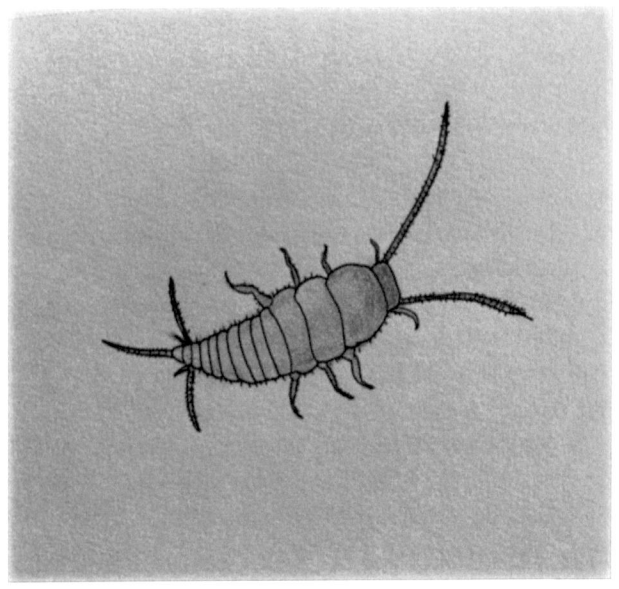

„Das Silberfischchen (Lepsima saccharina)", ist laut Wikipedia, „ein flügelloses, lichtscheues Insekt, dessen Name auf seinen silbergrau-schuppigen, stromlinienförmigen Körper zurückzuführen ist. Es ist weltweit verbreitet und feuchtwärmeliebend. Auf die Vorliebe für Kohlenhydrate wie Zucker oder Stärke weisen der wissenschaftliche Name sowie die weitere Bezeichnung Zuckergast hin. Es gehört zur urtümlichen Insektenordnung der Fischchen ... Sowohl die vorderen Tastfühler als auch die Fadenanhänge am Hinterleib stellen berührungsempfindliche Sinnesorgane

dar. Komplexaugen sind nur klein und reduziert vorhanden
...
Sie sind dunkelheitsaktiv und äußerst lichtscheu; bei Tage
halten sie sich in dunklen Ritzen und Fugen, hinter Sockel-
und Scheuerleisten und losen Tapeten versteckt. Optimale
Bedingungen liegen bei 20 bis 30 °C Temperatur und 80 bis
90 % relativer Luftfeuchte. Bei Störungen, etwa durch ein-
geschaltetes Licht, können die Tiere sehr flink laufen und
versuchen sich zu verbergen. Manchmal verharren sie zu-
nächst auf der Stelle und bewegen sich erst einige Sekunden
danach wieder ... Silberfischchen suchen ihre Nahrung im
Dunkeln und bevorzugen stärkehaltige Stoffe oder Dextrin
in Klebstoffen, wie sie etwa in Bucheinbänden enthalten
sind, außerdem Zucker, Haare, Hautschuppen und Haus-
staubmilben. Aber auch Baumwolle, Leinen, Seide, Schim-
melpilze, Papier und Kunstfaser verschmähen sie nicht ...
Sie können über einen Zeitraum von mehreren Monaten
hungern, ohne Schaden zu nehmen ... Vereinzelt in Bad
oder Küche auftretende Silberfischchen sind harmlos. Ein
extremer Befall kann auf ein Feuchtigkeits- und Schimmel-
problem hindeuten; die Silberfischchen sind hier jedoch
nur ein Warnsignal, da sie sich unter anderem von Schim-
melpilzen ernähren. Außerdem fressen sie Hausstaubmil-
ben, die beim Menschen Allergien auslösen können. Inso-
fern kann man sie auch als Nützlinge betrachten ... Durch
ihren Schabe- und Lochfraß können Fischchen Lederwaren
und Kunstfasergewebe beschädigen, aber auch Schäden an
Büchern hervorrufen ... ".

Mit Silberfischen verhält es sich wie mit alten Mustern.
Mit den lieben Routinen und Angewohnheiten, die einen
seit jeher begleiten. Nach denen wir uns richten, weil es

einfach schon immer so war. Nicht immer kann man diese Muster erkennen, gerne bleiben sie im Dunkeln, verstecken sich und sind deswegen meist nur für das geübte Auge sichtbar. Und dennoch: Sie sind da. Treten sie nur vereinzelt auf, kann man mit ihnen leben. Häufen sie sich aber, hat man nicht selten mehr als ein Problem.

Schädliche Muster beeinflussen, manipulieren und hindern uns daran, ein erfülltes Leben zu führen. Schädliche Muster sind meisterhaft darin, uns unserer Lebensqualität zu berauben und sie sabotieren uns. Sie lassen uns zweifeln, wo wir Selbstvertrauen zeigen sollten, lassen uns Grenzen überschreiten, wo diese gewahrt werden müssten, verklären uns den Blick aufs Wesentliche, nämlich auf uns selbst. Langsam und im Verborgenen nähern diese Muster sich, nagen an uns, können verharren, wenn wir sie bemerken, und flink davonlaufen, wenn wir an ihnen arbeiten wollen. Schädliche Muster sind wie Silberfische und lieben die Dunkelheit. Wenn alles schwarz und in einem endlosen Schatten erscheint, dann fühlen sie sich wohl, können sich entfalten und sabotieren. Und das auf Kosten von nur einem, nämlich von dir. Sorgen, Ängste und Misstrauen befeuern sie und löschen dein Selbstbewusstsein und deine Intuition nach und nach aus. Schädliche Muster führen schlicht weg von dir selbst. Du agierst, bist aber nicht du selbst, weil du bestimmten Glaubenssätzen entsprechend reagierst. Anstatt dir und deinen Bedürfnissen gerecht zu werden und deinen Zielen treu zu bleiben, hörst du dem Schädling in dir zu. Dieser hat nichts Besseres zu tun, als Blödsinn zu verkünden. Mist, den du über die Jahre hinweg so oft gehört hast. Geplapper von fehlerhaft, unwichtig sein, von Pflichten und Anpassung und so weiter. Zweifel, Angst und Misstrauen machen sich breit, und um diesen zu entkommen, greifen wir nach Mustern, nach Strategien, die uns irrtümlich Linderung versprechen. Wir ziehen uns ihnen entsprechend zurück, stellen die Zufriedenheit anderer Menschen über unsere eigene. Wir agieren, doch wir sind nicht wir selbst.

Und dann kommt etwas, auf das wir nicht mehr mit den altbekannten Strategien reagieren können. Das alte Muster wird ausgehebelt. Es ist keine Zeit dafür, keine Möglichkeit, dass es zur Wirkung kommt. Im Leben der Silberfische ist es mit einem Brand vergleichbar, in dem jegliche Fläche für die Tiere weg ist. Kein Raum für Schädlinge, keine Zeit für schädliche Muster. Im Leben von uns Menschen führt Krebs dazu, dass alles weg ist, jegliches Vertraute ist plötzlich verschwunden. Kein Alltag und keine Routinen, weder Gewohnheiten noch Rituale. Der Mensch selbst ist mit seinem gesamten inneren Konzept erschüttert und fokussiert sich ausschließlich auf eines: Überleben. In dieser Ausnahmesituation ist alles andere ausgelöscht. Sogar dem inneren Antreiber, der beständig gedrängt hat, sich den Glaubenssätzen entsprechend zu verhalten, hat es die Stimme verschlagen. Er bleibt still. Zu erschüttert ist auch er. In diesen unsicheren Zeiten schaut der Mensch nur auf sich selbst und horcht in sich hinein. Er ist sich ganz nah und spürt intuitiv, was ihm gut tut und nötig ist. Nötig zum Überleben. Nötig zum Überstehen dieser hoch unsicheren Zeit. Gesundes Essen, ausreichend Trinken, genügend Schlaf. Keine Überreizung, kein Aufopfern, nicht zu viel zumuten. Innere Ruhe, den Blick auf sich, göttliches Vertrauen …

Ist diese bedrohliche Zeit einmal überstanden, wünschenswerterweise vollkommen geschafft, so ist das Haus vom Ruß des Brandes gereinigt und wir können uns wieder einlassen in die vertrauten Räumlichkeiten. Dann ist auch ihre Zeit wieder gekommen. Die Schädlinge kehren zurück. Wie Silberfische kommen auch rasch wieder unsere alten Muster hervor. Aus der Dunkelheit gramseln sie heran, flink und hungrig. Wollen nagen, um größer zu werden, um sich zu vermehren, um zu schädigen. Jetzt heißt es ACHTUNG, STOPP, OHNE MICH!

Gerade hast du in dieser hoch unsicheren Zeit die Bedrohung gemeistert, hast den Blick auf dich gehalten, warst mit dir und deiner Intuition in Kontakt. Und jetzt will dich das alte Muster, der innere Antreiber, dazu bringen, nach seinen rigiden Regeln zu leben. Mit der Kraft aus deiner Mitte kannst du nun den schädlichen Mustern den Kampf ansagen und zum Kammerjäger für dein Haus, für dich selbst werden. Das gründliche Reinigen und regelmäßige Putzen ist eine Grundvoraussetzung. Was tut dir gut und bereichert dein Leben? Davon mehr und so oft es geht. Was bereitet Druck, kostet zu viel Kraft? Was und wer tut dir nicht gut, meint es nicht ehrlich mit dir? Raus damit. Hinfort! Damit hast du dich schon viel zu lange beschäftig. Sortiere es aus, spar die die Mühe, denn es ist deine Energie. Für manch andere schädliche Muster braucht es mehr. Sei daher aktiv, sei listig und schlage sie mit ihren eigenen Waffen. So wie du bei Silberfischen mit Honig beschmierte Pappstreifen auf den Boden legen kannst, um sie zu fangen, so kannst du beim Herannahen deines schädlichen Musters innehalten und bewusst dem Antreiber begegnen. Begrüß ihn, wenn du magst, und sag, dass du nicht auf ihn hörst. Und dann mach etwas, womit er nicht rechnet. Horch in dich hinein und spür nach, was für dich gerade wichtig ist. Schreib dir die Dinge, die anstehen, zum Beispiel auf und priorisiere. Was muss tatsächlich erledigt werden? Was nicht? Ist die Angelegenheit wirklich deine oder das Bestreben eines anderen?

Mach dir einen Plan, auf dem schwarz auf weiß steht, was wann sein muss. Und plane dich selbst stets fest mit ein, damit es dir dauerhaft gut geht. Du und deine Bedürfnisse stehen im Mittelpunkt, nicht die schädlichen Muster. Der innere Antreiber wird nicht lockerlassen, wird Zweifel aufkommen lassen und alte Glaubenssätze aktivieren. Er will dich dazu bringen, ihm zu folgen, nicht deinem Selbst. Daher wende Kraft auf, in deiner Intuition zu bleiben, dir Zeit für dich zunehmen. Und das täglich. Ein bis zwei Stunden sollten es schon sein. Momente für dich mit dir. Richte das Spotlight voll auf dich. Denn dort, wo Licht ist, mögen es Schädlinge nicht. Und wenn du strahlst, weil es dir gut geht, haben die alten Muster keine Chance.

Schädliche Muster können hartnäckig sein, eigensinnig und störrisch. Und trotz deines Einsatzes, sie loszuwerden, können sie manchmal standhaft in deinem Leben ausharren. Und falls der Befall zu groß ist und deine eigenen Mittel nicht ausreichen, kannst du einen Experten heranziehen. Einen Fachmann, der darin geschult ist, alte schädliche Muster aufzuspüren. Er zeigt sie dir und empfiehlt dir Alternativen zum praktischen Umgang mit ihnen im Alltag. Er hat noch mehr Ideen als nur Pappstreifen mit Honig auf Lager und begleitet dich bei deinen neuen Erfahrungen. Und vor allem hilft er dir, in deiner Intuition zu bleiben. Er erklärt dir, woher die Schädlinge kommen und welchem Zweck sie dienen. So wie Silberfische aufzeigen, dass das Haus einer zu hohen Luftfeuchtigkeit ausgesetzt ist und vor dem Risiko für Schimmel warnt, dienen innere Muster dazu, bestimmte Konflikte zu kompensieren. Sie schützen uns, sodass wir uns sicher unserem Alltag anpassen können. Diese Form der Anpassung ist jedoch nur eine scheinbare Sicherheit. Sie gibt uns vor, dass es uns nur dann gut geht, wenn wir uns selbst vernachlässigen und die Belange unserer Mitmenschen erfüllen. Und sicherlich hat sie einmal ihren Zweck erfüllt. In der Regel damals in der Kindheit, als wir bedürftig und abhängig waren. Aber heute ist es überflüssig, nicht mehr nötig, weil wir erwachsen und autonom sind. Der Experte hilft uns beim Sortieren der inneren Muster und ihr erörtert gemeinsam ihren Nutzen für dich. So lernst du, deinen Blick zu verändern. Und statt dich auf den Antreiber zu fokussieren, gilt deine Konzentration schließlich dir selbst, deinen Gedanken und Gefühlen. So wird die Energie, die in der Vergangenheit die Adaption gefördert hat, dazu genutzt, die persönliche Individuation im Hier und Jetzt zu gestalten.

Umgestaltungen und Veränderungen unterbrechen alte Muster. Das System wird ausgehebelt und muss neu programmiert werden. Und genau in dieser Unsicherheit liegt nun deine Chance. Wenn alles neu und unsicher ist, ist das Vertraute plötzlich verschwunden. Ein anderer Alltag und neue Routinen, kaum feste Gewohnheiten, weniger fixe Rituale. In dieser Findungsphase schaust du in erster Linie auf dich selbst und horchst in dich hinein. Du bist ganz nah bei dir und spürst intuitiv, was dir gut tut und nötig ist. Und wenn du so mit dir in Verbindung bist, kann der Antreiber schwätzen, was er will, weil du weißt, was für dich richtig ist. Du lässt dich nicht mehr beeinflussen, manipulieren oder behindern. Du folgst deinem Selbst.

Und umso mehr du übst, desto leiser wird der Störenfried und desto lauter wird die Stimme deiner Intuition. So lässt es sich gut in seinem Haus leben. Frei von Schädlingen das Leben genießen.

Tu das! Mach das wirklich! Worauf wartest du?

LEBE!

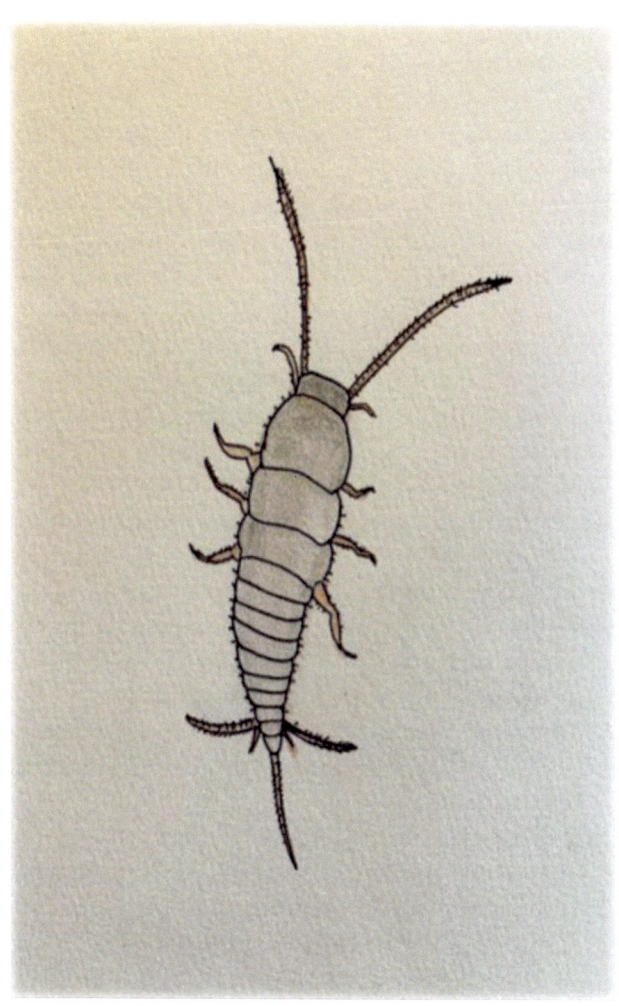

Die Pfeiler des Lebens

Ist es nicht das, was wir alle wollen? Wissen, wie das Leben schön, zufriedenstellend und gut verläuft? Erkennen, was es braucht, um mit sich und anderen im Einklang zu leben? Wäre es nicht fantastisch, eine Klarheit im Umgang mit Krisen zu haben, um auch in schwierigen Zeiten ein glückliches und zufriedenes Leben zu führen.

Das Glück zog die Menschen schon seit jeher in ihren Bann und bereits seit den Zeiten Aristoteles (384–322 v. Chr.) war sie Gegenstand der Untersuchung. In Deutschland wurde sie ab den 1980er Jahren populär und maßgeblich durch die Arbeit des Soziologen und Glücksforschers Alfred Bellebaum geprägt.

Wir Menschen mögen das Glück, und wenn wir wüssten, was wir bräuchten, um unser Glück zu vervielfachen, dann würden wir es tun. Am liebsten hätten wir eine Gebrauchsanleitung, klar definierte Leitlinien oder auch eine Zauberformel fürs Leben. Am liebsten hätten wir es kinderleicht, ganz einfach mit einer gigantischen Wirkung. Und noch genialer wäre ein Schalter, den wir drücken könnten, wenn ein Notfall eintritt. Einen sogenannten Notfallknopf bei Katastrophen, den wir im Fall der Fälle aktivieren könnten. Ach, wie schön wäre das doch.

Aber wir alle wissen, das Leben ist kein Wunschkonzert und von nichts kommt nichts. Das, was wir benötigen, um ein zufriedenstellendes Leben zu führen, bedarf Arbeit, Investition und Pflege. Es braucht eine Basis, die stabil ist, ein Fundament, das resistent und beständig ist. Es bedarf einer festen Grundlage, die auf Dauer sicher ist, um in schwierigen Zeiten standzuhalten. Umso massivere Pfeiler das Bauwerk stützen, desto widerstandfähiger ist es in katastrophalen Zeiten. Es kommt auf die Robustheit und auf die Stärke der Pfeiler an, wenn das Bauwerk durch Hochwasser weggespült zu werden droht, wenn ein Hurrikan es mitzureißen versucht oder wenn die Hitze einer Dürre ihm zusetzt. Die Pfeiler tragen maßgeblich zum Bestehen des Gebäudes bei und es zeigt sich, wie es Krisenzeiten übersteht.

Mit Blick auf uns zeigt das Leben täglich, wie es um unsere Pfeiler steht. Wir wissen um ihre Stabilität, spüren ihren Halt, wenn sie uns im Alltag tragen und der ein oder andere hat bereits Erfahrungen gemacht, wie beständig sie in schwierigen Zeiten sind und sein müssen. Der Blick auf unsere Pfeiler ist gar nicht so leicht, denn wir müssen sie in der untersten Ebene aufsuchen gehen, sie von allen Seiten detailliert betrachten und überprüfen, ob etwaige Renovierungsarbeiten nötig sind. Es braucht also unseren Einsatz, unser Engagement und unsere Ehrlichkeit, wenn es um die wichtigen Pfeiler des Lebens geht. Es bedarf den Mut hinzuschauen, die Kontinuität dranzubleiben und die Bereitschaft, Veränderungen vorzunehmen.

Renovierungsarbeiten tätigen wir am besten in ruhigen Phasen, wenn der Alltag Zeit und Raum dafür lässt, wenn wir genügend Energie dafür haben. Denn dann haben wir die notwendige Kapazität, um eine Bestandsaufnahme zu machen, um architektonische Vorhaben zuerst zu planen und dann umzusetzen. So können wir die Ruhe nutzen, um in anstrengenden Zeiten gestärkt zu sein. Um Krisen zu meistern, sollten die reichlichen Pfeiler, die das Bauwerk stützen, fest verankert sein, mögliche Defekte aktiv behoben und Vorkehrungen getroffen worden sein, um Schädlinge fernzuhalten. Das heißt, es bedarf permanenter Arbeit.

Wir müssen permanent an der Instandhaltung unserer Pfeiler arbeiten, wenn wir in allen Lebenslagen zufrieden sein wollen. Zufriedenstellende Ergebnisse erzielen wir allerdings nicht immer allein. Manchmal, um genau zu sagen, ziemlich oft sogar, benötigen wir Unterstützung von anderen. Denn andere Menschen schauen mit Distanz auf unsere Pfeiler, haben einen objektiven Blick und daher fällt es ihnen eher auf, wenn ein Schaden vorliegt. Auch sprechen sie Auffälligkeiten an, wenn wir so gerne unseren Blick abwenden würden, um der Arbeit aus dem Weg zu gehen. Sie haben ihren eigenen Erfahrungsschatz im Umgang mit Problemen und nicht selten einen Werkzeugkoffer, der andere Arbeitsmittel bereithält als jene, die wir sonst benutzen. Sie haben Ideen, Impulse und Vorschläge, die unsere Pfeiler robuster werden lassen könnten. Auch machen sie Vorschläge, wenn ihnen auffällt, dass ein wichtiger Pfeiler nicht da ist. Dann fragen sie nach, wie das Bauwerk die vielen Jahre aufrecht stehen konnte, wo doch ein tragender Pfeiler fehlt. Und wenn wir dann die Entscheidung treffen, den Bau zu starten, fassen sie tatkräftig mit an. Tatkräftig unterstützen sie auch, wenn ein Unwetter aufzieht, wenn das Hochwasser alles flutet, der Sturm wütet und die Hitze an die Substanz geht. Dann bauen sie eine Notkonstruktion auf, errichten Barrikaden und kümmern sich um unsere Pfeiler. Das tun sie zusammen mit uns oder auch ohne uns, wenn wir selbst nicht können, weil wir von der Anstrengung zu erschöpft sind. Dann sind sie die Helfer an unserer Seite.

Welche Pfeiler des Lebens es gibt, können wir im Folgenden lesen. Dabei werden zunächst jene vorgestellt, die wenn sie in ruhigen Zeiten gebaut und gepflegt werden, Halt und Kraft in der Krise schenken. Bevor wir auf die

144

Pfeiler in anstrengenden Zeiten eingehen, machen wir einen Exkurs ins Thema Hoffnung. Reflexionsfragen, die jedem Pfeiler des Lebens anhängen, dienen der Prüfung, wie es um die Beschaffenheit unserer eigenen Pfeiler steht. Zum Schluss besteht die Möglichkeit, Bilanz zu ziehen.

1. Der Pfeiler der Herzverbindung mit uns selbst

Wichtige Termine, etliche Pflichten, eine Menge Organisatorisches tagtäglich. Dazu kommen Erwartungen und die Ansprüche unseres Umfeldes an uns. Und die Medien, die immer und überall gegenwärtig sind, die uns andauernd erreichbar machen. Unser Alltag ist voll von Belangen, die uns ablenken und wegführen. Weit weg von uns selbst und hin zu externen Dingen und Personen. Wir werden von Äußerlichkeiten gesteuert und erfüllen unsere Pflichten und Aufgaben. Wir funktionieren in unserem Alltag mit all seinen Anforderungen, doch für die Verbindung mit unserem Inneren bleibt meist keine Zeit und keine Kraft. Der Weg zu unserem Herzen bleibt somit blockiert und das Gefühl von Zufriedenheit und Glückseligkeit kann sich nicht vollständig einstellen. Wir können es nicht fühlen. „Man sieht nur mit dem Herzen gut. Das Wesentliche ist für die Augen unsichtbar." Das Zitat von Antoine de Saint-Exupéry weist uns auf die Notwendigkeit unseres Herzens, unseres Gefühls als Voraussetzung für ein zufriedenes Lebens hin. Denn unser Herz spürt, was wichtig für uns ist. Um zu erkennen, wie unsere Herzverbindung mit uns selbst beschaffen ist, können wir uns fragen:

— Wie wichtig bin ich mir? Achte ich auf mich oder agiere ich zur Zufriedenheit anderer?

— Kann ich mit mir allein sein? Weiß ich, wie ich mir die Zeit schön mache?
— Kann ich aus eigener Überzeugung Entscheidungen treffen oder brauche ich andere, die mir sagen, was gut für mich ist?
— Wie steht es um meine Selbstliebe? Bin ich stolz auf meine Stärken und stehe ich zu meinen Schwächen?
— Weiß ich, wer und was mir in einer Krise gut tut?

2. Der Pfeiler der Aufgeschlossenheit

Wenn uns das Glück begegnet, es direkt vor uns liegt, sollten wir es als solches auch erkennen. Anstatt unseren Blick stur auf Aufgaben und Pflichten des Alltags zu richten, sollten wir offenen Auges durch die Welt gehen und zugreifen, wenn das Glück sich uns auf facettenreiche Weise zeigt. Voraussetzung dafür ist, dass wir neugierig bleiben auf das, was uns begegnet, dass wir den Blick über den Tellerrand des Vertrauten wagen und uns auch mal auf Unbekanntes einlassen. Neue Situationen bergen neue Erfahrungen, die überwältigen können, weil sie Tonnen an Glücksgefühlen freisetzen. Dann heißt es, diesen Moment in vollen Zügen zu genießen und froh zu sein, dass man aufgeschlossen genug war, um sich auf diese Situation einzulassen.

Um zu erkennen, wie es um unsere Aufgeschlossenheit steht, können wir uns fragen:
— Führe ich ein abwechslungsreiches Leben? Erlaube ich mir ab und zu, aus der alltäglichen Routine auszusteigen und Neuland zu betreten?
— Wie stehe ich unvorhersehbaren Situationen gegenüber? Was war gut daran und wovon habe ich profitiert?

— An welchen Kleinigkeiten habe ich mich heute erfreut?
— Schaffe ich es in schwierigen Krisenzeiten, mich für andere Themen zu öffnen?

3. Der Pfeiler des Blickes auf das Positive

Achtsam durchs Leben zu gehen und den Blick bewusst auf jenes zu richten, was uns Freude bereitet, erzeugt Wohlbefinden. Blicken wir dahin, was wir schön finden, fühlen wir uns beflügelt, sind nicht selten berauscht und wollen mehr davon. So bleiben wir lieber und schneller an den Dingen hängen, die uns erfüllen und glücklich machen. Und wir streben das für uns Positive gerne öfter an. So halten wir aktiv nach hübschen Blumen Ausschau, weil wir sie schön finden. Wir riechen häufiger an angenehmen Düften, umarmen öfter unsere Liebsten, gehen häufiger spazieren, nehmen uns Zeit für uns oder treffen Freunde, einfach weil es uns gut tut. Wir werden süchtig nach den wohltuenden Auswirkungen, die sich einstellen, wenn wir auf das Positive konzentrieren

Um zu erkennen, wie sich dieser Pfeiler bei uns verhält, können wir folgende Fragen stellen:

— Weiß ich, was ich schön finde, und versuche diesen Aspekt so oft es geht, in meinen Alltag zu integrieren?
— Wie betrachte ich meine Probleme? Als Stolpersteine, bei denen ich in der Lage bin, sie mit Einsatz aus dem Weg zu räumen oder als unüberwindbare Felsbrocken?
— Beurteile und bewerte ich viel? Ist mein Glas dann eher halb voll oder leer?

— Habe ich es im Leben schwer, schaffe ich mir dann bewusst Zugang zu meinen persönlichen Kraftquellen?

Eine grundlegend optimistische Haltung bereichert unser Leben und führt zu mehr Zufriedenheit. Denn wie wir unsere Lebenslage beurteilen, hat Auswirkung auf unsere Gefühle, die wiederum entscheidend den Umgang mit der persönlichen Lebenslage gestalten. Ein Kreislauf, der enormen Einfluss auf unsere Stabilität in Krisenzeiten hat.

4. Der Pfeiler des Eliminierens von schädigenden Einflüssen

Um mehr Lebenszufriedenheit zu erreichen, gehört auch, aktiv Dinge zu beenden, die uns belasten und blockieren. Das können eigene schädigende Verhaltensweisen sein, negative Gedanken, schlechte Angewohnheiten und unangenehme Mitmenschen. Sie binden nur unnötig unsere Kräfte. Kräfte, die wir für uns, unser Wohlbefinden und für unsere Gesundheit einsetzen können. Schädigungen zu beenden, abzulegen und auszugrenzen, führt automatisch zu mehr Zufriedenheit.

Um zu erkennen, inwiefern wir schädigende Einflüsse eliminieren, können wir uns fragen:

— Fühle ich mich in einer bestimmten Situation, mit bestimmten Bedingungen und bestimmten Mitmenschen unwohl?

— Zeigt mir mein Körper, dass mir jemand oder etwas zusetzt und mir Magenschmerzen, Zähneknirschen oder Kopfzerbrechen bereitet?

— Hält mich mein Gedankenkarussell davon ab, wichtige Erfahrungen zu machen?

— Sage ich „Nein" zu Zusatzaufgaben?

Die bisher aufgeführten Pfeiler setzen autonomen Aktionismus voraus. Das Wort setzt sich aus den griechischen Begriffen autos (selbst) und nomos (Gesetz) zusammen, heißt übersetzt Eigengesetzlichkeit und meint den Zustand der Selbstbestimmung, Unabhängigkeit (Souveränität), Selbstverwaltung oder Entscheidungs- bzw. Handlungsfreiheit. „Aktionismus ist eine Derivation (Wortableitung) des lateinischen Begriffs actio für ‚Handlung' und bezeichnet handlungsorientiertes Tun."

Demnach kommt es also entscheidend darauf an, dass wir unabhängig und selbstbestimmt unser Verhalten steuern und unsere Handlungen dominieren. Was aber, wenn nicht wir unser Leben in der Hand haben, sondern es von einer Krankheit dominiert wird? Was, wenn Krebs uns genau diese Selbstverwaltung und Handlungsfähigkeit nimmt?

Erhalten wir die Diagnose Krebs, dann trifft sie uns mit voller Wucht und stellt unser bisheriges Leben auf den Kopf. Nichts ist mehr wie zuvor, alles ist fremd, unberechenbar und eine Wolke aus Angst, Furcht und Hilflosigkeit umgibt uns. Wir sind ratlos und können nur hoffen. Hoffen, dass alles gut wird, hoffen auf ein Wunder.

Der Hilflosigkeit und Ohnmacht aktiv begegnen, meint, der Hoffnung eine zusätzliche Komponente hinzuzufügen: die Aktivität. Im Podcast der Sendung Radiowissen des Bayerischen Rundfunks „Hoffnung – Die stille Kraft" wird das Prinzip der Tätigen Hoffnung vorgestellt. Es meint, dass wir Menschen in Momenten der Ohnmacht, der gefühlten Ausweglosigkeit, die Situation nicht passiv erdulden sollten. Wir sollten nicht nur abwarten und auf Wunder hoffen. Tätige Hoffnung meint stattdessen, die aktive

Auseinandersetzung mit der aktuellen Situation, die Informationsbeschaffung, die Reflexion sowie das Streben, die Zukunft selbst mitzugestalten. Indem wir uns mit anderen Personen bezüglich der Krise austauschen, wir uns unseren komplexen Gefühlen stellen, Ängste und Ideen verbalisieren oder über Kreativität zum Ausdruck bringen, offen sind für Impulse, setzen wir uns aktiv mit der Erkrankung auseinander. Wenn wir die gesundheitliche Situation akzeptieren, Kontakt zu Ärzten, zu anderen Betroffenen aufnehmen, Informationen sammeln, Ergebnisse hinterfragen, Alternativen und Optionen mit Familie und Freunden besprechen, dann gehen wir in die Tiefe. Dann schauen wir auf die Fakten, die tatsächlich vorhanden sind und stellen uns der Realität. Wir loten aus, was möglich ist, überdenken, was davon wir können und wollen und auch, was davon wir ablehnen. Wir setzen uns damit Ziele, die das gegenwärtige und zukünftige Leben beeinflussen. Die Zukunft mitzugestalten, verlangt sowohl den Glauben daran, dass wir mit der Problematik klarkommen als auch Einbezug von Kreativität. Klarkommen, indem wir entweder die Krise bewältigen und zu einem guten Abschluss kommen oder indem wir lernen, mit der Lage zu leben, die realen Bedingungen annehmen und das verändern, was in einem gewissen Rahmen möglich ist. Die Zukunft mitzugestalten durch Träume, Wünsche, und Visionen von sich und seinem Leben zu haben und dementsprechend zu agieren, verlangt Kreativität.

Nach dem Mediziner und Philosophem Giovanni Maio ist der hoffende Mensch jemand, der sich für seine Zukunft engagiert. Derjenige, der an seine Zukunft glaubt und sich aktiv dafür einsetzt.

Laut der Radiosendung spielen Autonomie sowie Aktionismus also gerade auch in Krisenzeiten eine wichtige Rolle. Das Prinzip der Tätigen Hoffnung beinhaltet verschiedene Aspekte, die als weitere Pfeiler des Lebens nun angeführt werden:

5. Der Pfeiler der Auseinandersetzung mit der Lage

Erfahren wir, dass wir einen Tumor haben, denken wir unwillkürlich an den Tod. Krebs wird allzu oft mit Sterben gleichgesetzt und andere Möglichkeiten kommen für uns kaum mehr in Betracht. So verharren wir in dieser Sichtweise, lassen kaum eine weitere Perspektive zu. Auseinandersetzung meint aber gerade jene Herangehensweise, die differenziert, abwägend und allumfassend ihre Informationen verarbeitet. Die sich sowohl an den objektiven Tatsachen als auch subjektiven Empfindungen orientiert und die von uns selbst bewertet wird.

— Welche Chance auf Heilung spricht mir die Medizin zu?
— Bin ich offen für andere Sichtweisen und ziehe alternative Quellen hinzu?
— Wende ich mich bei auftretenden Problemen, gesundheitlichen Anliegen und ängstigenden Fragen an andere?
— Kann ich meine Erkrankung in Worte fassen, meine Gefühle und Gedanken diesbezüglich formulieren?
— Kann ich tatsächliche Fakten von ängstigender Fantasie unterscheiden?
— Bin ich in der Lage, in Krisenzeiten meine Lage zu prüfen und zu erkennen, was für mich Priorität hat?

6. Der Pfeiler der Informationsbeschaffung

„Was ich nicht seh, tut mir nicht weh" kann eine Strategie im Umgang mit einer schweren Erkrankung sein, die kurzfristig funktionieren mag. Langfristig aber führt sie zu Problemen, die sich körperlich, psychisch und seelisch abzeichnen können. Stattdessen können wir aktiv werden und Auskünfte einholen. Auf diese Weise erhalten wir einen Pool an Informationen, der uns über den Prozess der aktiven Auseinandersetzung ermöglicht, zu einer Entscheidung zu gelangen.

— Will ich genau wissen, was konkret vorliegt, welche Möglichkeiten ich im Rahmen der Erkrankung habe und was ich selbst dagegen tun kann?
— Wende ich mich mit meinen Fragen an Experten aus unterschiedlichen Richtungen?
— Auf welche Weise recherchiere ich selbst? Welche Quellen ziehe ich heran?
— Schaffe ich es in schwierigen Zeiten, aktiv zu werden oder fühle ich mich im Allgemeinen eher gelähmt?

7. Der Pfeiler der Reflexion

Die Vergangenheit können wir nicht ändern, aber wir können sie nutzen, um die Gegenwart nach unserem Wohlbefinden zu gestalten und eine Zukunft nach unserem Geschmack zu kreieren. Notwendig dafür ist die Bereitschaft, hinzusehen, was war, was ist und was werden soll. Voraussetzung dafür ist die Klarheit bezüglich der Ausgangslage, Kenntnis der realistischen Zielbestimmung sowie Wissen über die gegebenen Rahmenbedingungen.

— Wie gehe ich derzeit mit der kritischen Lage um? Was ist davon hilfreich, was nicht?
— Reagiere ich nun mit Verhaltensweisen, die für mich typisch in Krisen sind?
— Was macht die Situation mit mir?
— Halte ich inne und horche in mich hinein?
— Worauf lege ich den Fokus bei meinen Erkenntnissen? Auf mich, auf andere oder auf bestimmte Bedingungen?
— Vermeide ich bestimmte Aspekte, reagiere ich aggressiv oder bagatellisiere ich vielleicht?

8. Der Pfeiler des zukunftsbezogenen Handelns

Katastrophen sind für uns ein Desaster, denn alles ist absolut anders als sonst. Das Vertraute ist mit einem Schlag weg und an seine Stelle ist Fremdheit gerückt. Alles ist dumpf und schal, fühlt sich hart und unerträglich an. Wir befinden uns in einer Ausnahmesituation, die ein absolutes Chaos in uns anrichtet. Zukunftorientierte Ziele dagegen lenken unseren Blick auf etwas Schönes, das zu einer gewissen Entspannung beiträgt. Gesetzte Ziele anzugehen, indem wir uns jetzt mit der Lage auseinandersetzen, uns ausreichend Informationen beschaffen, Gesichtspunkte reflektieren, um die nächsten Schritte zu planen, bringt uns eine gewisse Stabilität und Ordnung zurück.

— Welches Ziel, welche Ziele habe ich mit oder über die Erkrankung hinaus?
— Weiß ich, was für mich wichtig ist und wie ich dieses erreichen werde?

— Habe ich eine Vorstellung davon, was ich selber oder mit Hilfe umsetzen kann, um mir die Zeit zu verschönern?

— Bin ich kreativ und offen für neuartige Impulse, die mein Leben positiv verändern?

— Schaffe ich es, auch wenn das Leben düster und hart erscheint, an ein Morgen zu denken, das bunt und leicht sein wird?

Die acht Pfeiler des Lebens bestehen alle aus derselben Basis, der Basis des autonomen Aktionismus. Dabei entscheiden wir selbst, was wir wie machen. Wir sind frei in der Wahl unseres Tuns und bestimmen, ob wir handeln wollen oder nicht. Denn auch das Nichtstun ist eine klare Handlung.

Wenn unser alleiniges Handeln nicht ausreicht, braucht es zwei oder mehr Hände, die mit anpacken. Menschen, die mithelfen, unsere Pfeiler instand zu halten, die vielleicht sogar die Arbeit komplett übernehmen, wenn wir selbst nicht handlungsfähig sind.

Im Laufe unseres Lebens haben wir viele, viele Beziehungen mit unseren Mitmenschen. Manche Beziehungen sind tief, andere dagegen oberflächlich. Einige Beziehungen tun uns gut, andere schädigen uns, indem sie uns unserer Lebensenergie berauben oder sogar unser Leben zerstören. Nur wenige Menschen bereichern unser Leben auf liebevolle Weise, aus freier und bedingungsloser Liebe. Mit diesen wenigen Personen steht man in tiefer Verbundenheit. Mit ihnen sind wir sowohl in den Zeiten verbunden, wenn es uns und ihnen gut geht, wenn wir stabil sind. Ebenso sind wir miteinander verbunden, wenn es uns schlecht ergeht, wenn eine Krise besteht, wenn einer erkrankt. Wir sind füreinander da, stehen Seite an Seite, kümmern uns umeinander und miteinander. Liebe ist das, was uns verbindet.

Die Art der Beziehungen entscheidet also bei der Qualität unserer Pfeiler mit. Leben wir in stabilen Zeiten in einem Netzwerk liebevoller Beziehungen, so fällt es uns leichter, in Herzverbindung mit uns selbst zu sein, Aufgeschlossenheit zu zeigen, den Blick auf das Positive zu richten und schädigende Einflüsse zu eliminieren. Wir haben jemanden an unserer Seite, der uns daran erinnert, der es uns vormacht, der uns darin bestärkt. Jemanden, der stolz auf uns ist, wenn wir es umsetzen und wir unsere Autonomie leben. In Krisenzeiten begleiten wir uns weiterhin, setzen uns zusammen mit der Lage auseinander, beschaffen füreinander Informationen, reflektieren gemeinsam und unterstützen uns in zukunftsbezogenem Handeln gegenseitig. Wir haben jemanden an unserer Seite, der mit uns kämpft, der sich einsetzt und nachfragt, der ein offenes Ohr und Ideen hat und der uns in unseren Zielen unterstützt. Denn zu spüren, dass wir nicht allein sind und dass, obwohl die Situation schwer und düster erscheint, bedingungslose Liebe und tiefe Verbundenheit dominiert, ja, das macht uns froh. Frohsinn in schweren Zeiten beschert Glückseligkeit.

Welche Menschen haben wir in unserem Leben? Wie ist die Beziehung zu ihnen? Wie viele gute und ganz besondere Beziehungen pflegen wir und wie viel Potenzial geht durch unschöne Verbindungen verloren? Mit wie vielen Menschen umgeben wir uns, die nicht gut tun, die uns „aussaugen" oder ausnutzen, die uns gewissermaßen für ihre Zwecke missbrauchen? Mit wem verbindet uns Freundschaft, die wahr und echt ist, die auf Wechselseitigkeit beruht? Mit welchen Personen leben wir in einer Zweckgemeinschaft, die einseitig für Profit sorgt?

Mit Blick auf uns zeigt das Leben täglich, wie es um unsere Beziehungen steht. Wir wissen um die Qualität, spüren die Auswirkung, die sie auf unseren Alltag haben und haben möglicherweise bereits in schwierigen Zeiten Beziehungserfahrungen gemacht. Der Blick auf unsere Beziehungen ist gar nicht so leicht, denn wir müssen tiefgründiger reflektieren und überprüfen, ob sie wohlwollend oder toxisch sind. Es braucht also auch hier unseren Einsatz, unser Engagement und unsere Ehrlichkeit. Es bedarf den Mut hinzuschauen, die Kontinuität dranzubleiben und die Bereitschaft, Veränderungen vorzunehmen.

Der autonome Aktionismus ist auch bei der Wahl unserer Beziehungen maßgeblich beteiligt. Wir entscheiden selbst, mit wem wir eine Verbindung eingehen, ob wir diese pflegen, intensiveren oder beenden. Tun wir nichts für oder gegen eine Beziehung, handeln wir dennoch.

Ziehen wir abschließend eine Bilanz, indem wir den Blick auf die Pfeiler und die Beziehungen in unserem Leben richten. Dazu müssen wir bereit sein, ihnen autark und authentisch zu begegnen. Sind wir es, so können die Antworten auf die folgenden Fragen zu Bestätigungen oder Veränderungen, zu Verfestigungen oder Wechsel führen:

— Wie ist es um meine Pfeiler und Beziehungen im Leben bestellt?
— Welche bereichern mich und welche tun uns nicht gut?
— Welche sind besonders wichtig?
— Welche trugen in der Vergangenheit zur Zufriedenheit bei?
— Welche machen uns jetzt zufrieden?
— Welche wünschen wir uns für die Zukunft?
— Was oder wer fehlt uns?

- Was oder wen vernachlässigen wir?
- Werden unsere Bedürfnisse durch die Pfeiler und Beziehungen in unserem Leben erfüllt?
- Was oder wer trägt zur Befriedigung bei?
- Was oder wer raubt uns unsere Energie?
- Wie ist es um die Pfeiler und Beziehungen von Mitmenschen beschaffen? Welche davon wünschen wir uns auch?
- Wie schaffen andere es, ein erfülltes Leben zu führen?
- Was davon könnte auch uns bereichern?
- Würden wir unseren besten Freund fragen, was dieser sich für uns wünscht, was würde er sagen?
- Würden wir unsere beste Freundin fragen, welche Menschen sie am liebsten an unserer Seite sehen würde, was würde sie antworten?
- Sind wir zufrieden mit den Pfeilern und Beziehungen oder was können wir tun, um unsere Zufriedenheit zu steigern?
- Sollten wir unseren Schwerpunkt verändern? Inwiefern?
- Wie stark sind unsere Pfeiler und Beziehungen in Krisenzeit?
- Was oder wen müssen wir in Katastrophen aussortieren oder ergänzen?
- Angenommen, es wird noch schwieriger, wer oder was würde unser Leben bereichern?
- Was würden wir bereuen, wenn wir jetzt nichts ändern?
- Was würden wir ändern, damit wir ein erfülltes Leben führen?

- Welche Ziele haben wir im Leben und welche Pfeiler sind zur Erreichung nötig?
- Welche Ziele haben wir im Leben und welche Mitmenschen sind zur Erreichung nötig?
- Was oder wer fördert unsere Stärken?
- Was oder wer schwächt uns?
- Welche Routinen oder Rituale stärken oder schwächen unsere Pfeiler oder mindern unsere Beziehungsqualität?
- Was müssen wir tun und wen in unser Leben lassen, damit wir am Ende unseres Lebens stolz auf uns sind?

Erhalten wir die Diagnose Krebs, dann trifft sie uns mit voller Wucht und stellt unser bisheriges Leben auf den Kopf. Nichts ist mehr wie zuvor, alles ist fremd, unberechenbar. Obwohl wir ratlos sind und Angst haben, daran zu zerbrechen, handeln wir. Wir sind autonome und soziale Wesen und obwohl wir Furcht vor dem Scheitern haben, treiben uns sowohl der Aktionismus als auch die lieben Menschen an, zuversichtlich zu sein und tätig zu werden. Zusammen tun wir alles, um die Pfeiler stabil zu halten, zu ergänzen oder erneut zu errichten, wenn alte weggebrochen sind. Zusammen sortieren wir, was nun nötig und möglich ist. Die Diagnose Krebs trifft uns mit voller Wucht und stellt uns damit auf die Probe, die Pfeiler des Lebens sowie die Beziehungen zu überprüfen. Und nicht zuletzt verhilft Krebs uns dazu, das Beste aus uns und um uns rauszuholen, sodass wir eine neue und optimierte Version von uns haben.

Wir müssen dafür unserem Herzen folgen, aufgeschlossen der Situation gegenübertreten, schädliche Einflüsse unbedingt eliminieren und den Blick beständig auf das Positive richten.

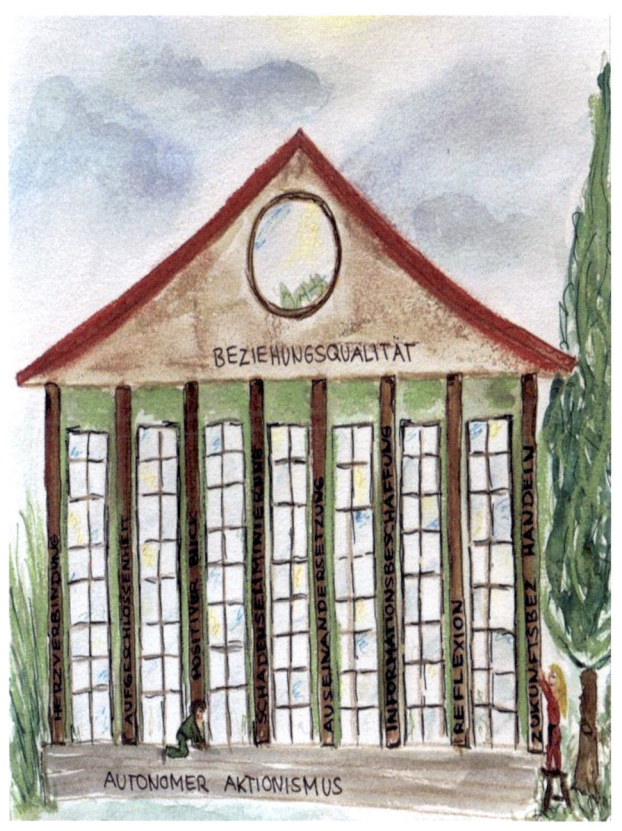

Fürstin des Lebens

Eine Frau kommt zu ihrem Onkologen. Sie setzt sich auf einen für Patienten vorgesehen Stuhl, der direkt vor dem großen Schreibtisch steht. Der Doktor sitzt dahinter auf einem bequemen Schreibtischstuhl, vor ihm auf dem Tisch steht ein Laptop, daneben ein Glas Wasser. Ein paar Bücher, Stifte, ein Post-it-Block sowie ein Strauß bunter Blumen stehen ebenfalls dort. Daneben ein goldener Bilderrahmen, dessen Foto die Frau nicht sehen kann. Es zeigt zum Doktor.

Der Doktor begrüßt sie freundlich. Sie reden kurz, dann untersucht er sie. Er bemerkt gleich, dass die Frau stark verunsichert ist. Sie wirkt voller Zweifel und Besorgnis.

Er: „75% macht der Kopf aus. 75% entscheiden also die Gedanken. 75% haben Sie somit in der Hand".

Der Doktor sieht die Frau an, sie sieht ihn an. Monate zuvor hatte eine Kollegin ihr die schlechte Nachricht übermittelt, dass sie an Eierstock- sowie Gebärmutterschleimhautkrebs erkrankt war. Die Operation ist vorüber und die onkologische Behandlung abgeschlossen. Die Nachsorgen verliefen stets ohne Befund. Auch die soeben abgeschlossene Untersuchung zeigte erneut ein einwandfreies Ergebnis. Sie ist gesund.

Sie: „75%? Herr Doktor, ich habe mich informiert. Die Überlebenschance bei Patientinnen mit einem Ovarialkarzinom ist gering und die Wahrscheinlichkeit, an den nächsten fünf Jahren daran zu sterben, ist extrem hoch."

Die Frau schluckt und versucht, nicht zu weinen. Ihr Gesichtsausdruck ist leidvoll und sie sitzt mit hängenden Schultern auf dem Stuhl. Dann zuckt sie kurz zusammen.

Und obwohl der Ruck nur flüchtig ist, registriert ihn der Doktor.

Sie: „So wird es vielleicht bei mir auch laufen, denn laut der Statistik …"

Er: „Ich weiß, alles wiegt schwer. Ich weiß, Sie haben Angst, aber es ist auch nur eine Statistik. Sie sind doch mehr als eine Statistik. Außerdem heißt es nicht, dass es bei Ihnen so sein wird. Wer sagt das? Wer entscheidet, wie die nächsten Jahre verlaufen werden?"

Die Frau zuckt offensichtlich mit ihren Schultern und denkt, dass der Krebs dies entscheide, sagt jedoch nichts.

Er: „Ich kann mir vorstellen, dass Sie nun denken, dass der Krebs es in der Hand hat. Dass der Krebs die Entscheidung über Ihr Leben trifft und dass Sie ihm ausgeliefert sind. Aber…"

Der Doktor macht eine Pause und fährt dann fort.

Er: „… aber so ist es nicht. Bei der Operation wurde der Tumor vollständig entfernt und die Anschlussbehandlung zerstörte auch das noch so kleinste Molekül des Karzinoms. Sie sind nun krebsfrei. Das hat auch die gerade durchgeführte Untersuchung wieder gezeigt. Ihr Körper ist vollständig befreit, sodass der Krebs keine Chance hat, irgendwelche Entscheidungen für Sie zu treffen. Er existiert in Ihnen nicht, also kann er nicht handeln. Das macht ihn machtlos."

Sie: „Machtlos?"

Er: „Ja, machtlos! Er ist weg, hat keine Basis mehr. Er ist weg. Da, wo er in der Vergangenheit saß, ist nun ein Loch, eine Art Krater, der eine kahle Stelle hinterlassen hat. Der Krebs ist weg."

Sie: „Aber, …, was, wenn er … zurückkommt?"

Der Doktor bemerkt die große Angst. Er wendet sich leicht der Frau zu, räuspert sich, um mit klarer Stimme zu sprechen und er schaut die Frau intensiv an.

Er: „Hier kommen die 75% zum Zug. Schauen Sie, 75% macht Ihr Kopf, Ihr Denken aus. Mit Ihren Gedanken haben Sie es nämlich in der Hand, ob Sie die Kraterstelle mit Energie versorgen. Die Frage ist, ob Sie der Stelle Samen zuführen wollen, im Sinne von Gedankensamen. Jeder Samen kann im Boden wurzeln, wenn die Voraussetzungen dafür gegeben sind. Es braucht neben dem Erdboden nur Sonne und Wasser und schon zeigt sich mit der Zeit ein Pflänzchen, das größer wird. Mit Hilfe von Dünger ist es sogar fähig, Ableger zu bilden. Stellen Sie sich diese Analogie für den Krebs vor: Obwohl sie nach der OP und der Therapie karzinomfrei sind, denken Sie womöglich dauernd an Krebs in ihrem Körper. So haben sie mit diesem Gedanken den Samen auf den Erdboden gesät. Überlegen Sie fortwährend, dass der Krebs zurückkommen wird, weil es laut Statistik ja nahezu immer der Fall scheint, dann umgibt diese Gedankenenergie Sie. Eventuell hören Sie nachts damit auf, denn Sie schlafen ja, aber mit der Morgensonne erwachen auch Ihre bedrohlichen Gedanken. Tagsüber sind Sie zusätzlich immer wieder Reizen ausgesetzt, die Sie triggern. Im TV, im Radio, bei Gesprächen mit Bekannten und Nachbarn. … Wieder jemand, der einen Rückfall hat, wieder ein Mensch, der nach seinem schweren Krebsleiden verstorben ist. In solchen Momenten spüren Sie, wie Ihnen ein Schauder durch den Körper geht. So wie Wasser die Samen versorgt, versorgt auch Ihr Umgang mit den Triggern den Krebssamen und Sie fühlen sich bestätigt, dass Sie ein Rezidiv bekommen werden. Auf diese Weise wird der Krebssamen auf der Kraterstelle optimal mit Energie versorgt, um einen Tumor mit Metastasen zu kreieren."

Obwohl die Frau aufmerksam war und seine Worte gehört hat, fragt sie sich, ob sie das richtig verstanden hat.

Sie: „Habe ich Sie richtig verstanden und Sie meinen, dass ich also durch meine Gedanken Einfluss auf meine Gesundheit habe?"

Er: „Richtig! Und es ist wunderbar, dass Sie Ihre Gesundheit benennen. Denn es geht darum, dass Sie Ihren Blick auf das richten, was Sie wollen: gesund sein und gesund bleiben."

Sie: „Ja, das will ich. Ich will es, aber … es ist so schwer. Ich weiß nicht, ob ich das schaffen werde. Ich kenne so viele, die es nicht geschafft haben."

Er: „Und ich kenne so viele, die es geschafft haben. Außerdem sind Sie SIE und nur für sich verantwortlich. Jeder muss für sich entscheiden, worauf er im Leben blickt, welche Lebenseinstellung er also hat. So entscheidet jeder auch, ob er sich als gesunder Mensch oder kranker Patient betrachtet."

Die Frau sieht ihn zuversichtlich an. Sie ist dankbar für das Gespräch, dankbar, dass er sich die Zeit für sie nimmt und mit ihr diesen Dialog führt.

Sie: „Und als gesunder Mensch behält man die Energie bei sich, anstatt sie dem Krebs zur Verfügung zu stellen?"

Er: „Absolut! Der Krebs verdient es nicht, genährt zu werden. Viel wichtiger ist es, dass Sie eine schöne Zeit haben, dass Sie Ihr Leben genießen. Dass wir alle unser Leben genießen."

Sie: „Oh, ja! Das ist mein Ziel. Ich will nämlich noch reisen, nach Australien und Norwegen und wohin auch immer. Und ich will eine Sprache lernen. Spanisch gefällt mir sehr. Und ein Buch schreiben will ich auch!"

Er: „Dann legen Sie los!"

Sie: „Was? Jetzt?"

Er: „Natürlich! Worauf möchten Sie warten?"

Sie: „Naja, ich muss doch noch immer zur Nachsorge."

Er: „Ja, das können Sie doch. Davor und danach haben Sie Zeit dafür. Zeit für sich. Zeit für Schönes. Nutzen Sie die Zeit für sich!"

Sie: „Stimmt eigentlich!" Ich muss vorher nur noch …"

Er: „Müssen Sie wirklich? Diese Entscheidung liegt bei Ihnen. Ob Sie es müssen oder nicht, es machen oder nicht oder etwas völlig anderes tun, es liegt in Ihrer Verantwortung. Die Entscheidung treffen Sie in jeder Sekunde, immer im Jetzt, und immer wieder aufs Neue. Sie müssen sich entscheiden."

Sie: „Das ist ganz schön viel Verantwortung. Sonst habe ich immer meine Aufgaben erledigt, bin den alltäglichen Pflichten als Mama, Mitarbeiterin, Helferin nachgegangen. Ich hatte ständig etwas zu tun, weil alle etwas wollten. Und jetzt geht es nicht um andere, sondern um mich. Das ist ganz schön schwer."

Er: „Es ist zunächst einmal unbekannt. Wobei besser gesagt, Sie haben es vergessen. Wir haben es nämlich verlernt, denn mit der Fähigkeit, uns wichtig zu nehmen, wurden wir geboren. Jeder Mensch bringt diese Voraussetzung mit auf die Welt. Je nach Biografie wurden wir dann erzogen, eventuell gezogen, und sozusagen geformt. Jeder wuchs unter individuellen Bedingungen auf. Man kann sagen, dass alle Menschen irgendwie getunt wurden. Bei den einen verlief das Tuning effektiver als bei anderen. Egal wie, was damals war, können wir nicht verändern, sondern nur als gegeben akzeptieren. Wir können aber jene Aspekte, die gut taten, dankbar annehmen und jene, die uns schaden ablegen. Nicht morgen, nicht nächste Woche, sondern sofort!"

Sie: „Ich soll mich sofort um mich kümmern?"

Er: „Um wen denn sonst? Wenn nicht um Sie selbst, dann um niemanden. Es geht doch um Sie, darum, dass Sie gesund bleiben, dass Sie das Geschenk des Lebens annehmen, es genießen und das tun, was Sie erfüllt. Ohne Ihre Gesundheit kein Sie, also keine Mama, keine Mitarbeiterin, Helferin … Sie sind die wichtigste Person im Leben, in Ihrem Leben."

Sie: „Wollen Sie sagen, dass ich mich selber tunen kann? Als wäre ich ein Wagen, der so verändert wird, dass er optimiert läuft? Dass ich mich so verändere, dass ich optimaler leben kann?"

Er: „Ja, denken Sie sich Ihr Lebenskonzept als Wagen, der ganz individuell gepimpt werden kann. Der ganz auf Ihre persönlichen Vorlieben getunt werden kann, und zwar vom Meister persönlich."

Sie: „Wer ist dieser Meister? Den möchte ich gerne kennenlernen. Kann ich mir einen Termin bei ihm geben lassen?"

Er: „Das hoffe ich doch. Der Meister sind Sie. Sie entscheiden, wie Sie von jetzt an über sich selbst denken, worauf Sie sich konzentrieren, wie Sie Situationen bewerten und handeln."

Die Frau nickt, ihre Augen blicken nach vorne, ohne zu blinzeln. Sie verändert ihre Position, setzt sich an den vorderen Rand ihres Stuhls. Der Doktor beobachtet sie und hört ihr weiter zu.

Sie: „Ich glaube, ich habe mich in den letzten Jahren selbst viel zu sehr in den Hintergrund gestellt, habe mich und meine Bedürfnisse ignoriert und dadurch eine psychische und seelische Baustelle geschaffen. Ich würde sagen, mein Tuning ist nicht so gut für mich gelaufen!"

Er: „Wissen Sie, wir sind alle nur Menschen und manchmal läuft es einfach anders als gedacht. Wichtig jedoch ist, dass wir immer wieder reflektieren. Wichtig ist, dass wir die Dinge, die uns blockieren, nicht hinnehmen. Wir müssen sie realisieren, daran arbeiten und auflösen. Das, was uns schädigt, müssen wir ablegen, damit unser Körper, unsere Psyche und unsere Seele heil bleiben. Halt, nicht müssen, wir dürfen es ablegen. Entscheiden tut das jeder für sich."

Sie: „Der Krebs hat mich ziemlich brutal daran erinnert, dass ich auf mich schauen muss. In der akuten Zeit während der Behandlung habe ich das intuitiv gemacht und so habe ich die anstrengende Therapie überstanden. Nun gelte ich als geheilt und mit der Heilung kamen die alten Pflichten und Aufgaben wieder. Wenn ich Sie richtig verstanden habe, ist es gerade jetzt wichtig, nicht in das alte Programm wieder einzusteigen, sondern mein Tuning upzugraden, und zwar nach meinen Vorstellungen, oder?"

Er: „Ja, das ist der Punkt. Die Verantwortung der Patienten liegt darin, stets auf ihre Psychohygiene zu achten. Das meint, die Psyche von schädlichen Aspekten zu reinigen, sie vor diesen Einflüssen zu schützen und vorbeugende Maßnahmen zu ergreifen, dass sie gesund bleibt."

Sie: „Dann ist mein Anteil also, um dauerhaft gesund zu sein, gewissenhaft mit meiner Psychohygiene umzugehen."

Die Frau lehnt sich zurück an ihre Lehne, neigt ihren Kopf leicht nach oben und blickt in Richtung Decke. Sie atmet tief ein und lang durch die Nase wieder aus. Dann schaut sie plötzlich scharf den Doktor an, ihre Augen bewegen sich schnell.

Sie: „Dann habe ich eine Frage, auf deren Antwort ich gespant bin. Ich muss etwas ausholen, denn ich hatte kürzlich einen bedrückenden Traum, der mich seither beschäftigt. Ich träumte, dass ich eine Blutvergiftung bekommen habe. Ich sah, wie ein blauer Strich sich am linken Becken bildete und wie dieser sich entlang meiner Taille ausweitete. Immer länger wurde die Linie, die mein Herz ansteuerte. Ich bekam Panik und Todesangst. Auf der Höhe meines Brustkorbes stoppte der Strich und er löste sich plötzlich in seine Farbpigmente auf, so als würde Wasser auf eine Linie blauer Aquarellfarbe tropfen. Mittlerweile war ich im Krankenhaus. Zwei Ärzte betrachteten die Färbung und gaben Entwarnung. Ich könne nach Hause, da keine Gefahr bestehe. Alles sei in Ordnung. Mein Wecker klingelte und ich erwachte mit der Angst im Nacken. Jetzt meine Frage: Wie soll ich diesen Traum nicht als ernstzunehmende Gefahr deuten, die auf mich zukommt? Ich verstehe sie als Ankündigung einer wiederkehrenden Erkrankung. Wie soll ich hier Psychohygiene betreiben, wo mir erneut eine Krankheit und gesundheitliche Schädigung prophezeit wird? Wie, möchte ich wissen?"

Er: „Indem Sie es nicht als Zeichen von Krankheit und gesundheitlicher Schädigung betrachten. Indem Sie es erst einmal als Hinweis sehen, der Ihnen Ihren Zustand aufzeigen möchte. Nicht mehr und nicht weniger. Das meint die Reinigung von schädlichen Aspekten. Schützen Sie sich vor den Gedanken, die Ihnen Sorgen bereiten, indem Sie den Traum erst einmal als Zeichen sehen, der Ihnen Ihren Zustand aufzeigen möchte."

Sie: „Welchen Zustand?"

Er: „Den Zustand, dass Sie in der Vergangenheit eine Krebserkrankung hatten, die Ihnen Angst gemacht hat. Sie haben sich mit dem Leben und dem Tod auseinandergesetzt und die Angst hat Sie über verschiedene Ebenen erreicht. Über Gespräche, Gedanken, Fantasien, Gefühle, Vorstellungen, ... All diese Aspekte unterlagen dabei Ihrem getunten Lebenskonzept. Der Traum zeigt zunächst, dass da eine Angst in Ihnen ist. Eine Angst, die verarbeitet wird. Ihr Unterbewusstsein schafft für Sie und arbeitet sozusagen psychohygienisch die Angst auf. Ist das nicht toll? Ihr Unterbewusstsein ergreift Maßnahmen, damit Ihre Psyche geheilt wird."

Sie: „So habe ich das noch gar nicht gesehen. Aber ja, der Traum hat mich erschreckt und ja, da ist eine Angst in mir. Toll, dass mein Unterbewusstsein sich darum kümmert."

Er: „Da haben Sie recht! Nun kommt ein weiterer Gesichtspunkt des Traums hinzu. Er ist meiner Meinung nach nicht nur ein Hinweis bezüglich Ihres Zustandes, sondern vermittelt auch eine Botschaft."

Sie: „Okay! Eine Botschaft ist gut. Oder? Also, ich hoffe doch, dass sie gut ist."

Er: „Zunächst einmal ist es ein blauer Strich, der sich auf Ihrer Haut zeigt. Bei einer wahren Sepsis ist der Umriss rot. In der Farbpsychologie steht Blau für positive Eigenschaften wie Klarheit, Verlässlichkeit, Vertrauen, es wirkt beruhigend, harmonisch und beruhigt. Blaue Farbe wird in der Lichttherapie sogar zur Verbesserung der Gesundheit wegen ihrer antiseptischen und wundheilungsanregenden Wirkung eingesetzt. Mögen Sie Blau?"

Sie: „Oh ja, das tue ich. Ich habe ganz viele Kleidungsstücke in blau, liebe den Himmel und das Meer. Blau ist eine großartige Farbe!"

Er: „Sehen Sie, also kann der Strich an Ihrem Körper schon keine Bedrohung darstellen, da Sie mit Blau etwas Wunderbares verbinden. Ihr Unterbewusstsein weiß um diese Verbindung."

Sie: „Wenn Sie das so sagen! Das klingt einleuchtend!"

Er: „Dann haben Sie geträumt, dass dieser großartige Strich direkt zu Ihrem Herzen strömt. Gehen wir mal davon aus, dass es um die Verarbeitung der Angst geht, dann zeigt es, dass das Thema in Kürze Ihr Herz erreicht. Und das ist in der Heilung ein ganz wichtiger Schritt. Wenn die Angst verarbeitet ist und das Herz fühlt, dass Sie gesund sind, dann steht der dauerhaften Heilung nichts mehr im Wege. Leider dauert dieser Prozess etwas, der Verstand ist da etwas schneller. Das Herz ist einfach so empfindsam, so kostbar und wertvoll und schützt sich gerne. Und so braucht es Geduld und Zeit, wenn es um solch wichtige Themen wie die Gesundheit geht. Bei Ihnen scheint es jedoch so, als würde Ihr Herz diese frohe Botschaft bald erreichen, denn auf Höhe Ihres Brustkorbes ist der Strich bereits angelangt. Dann verwässert er. Die Botschaft SIE SIND GESUND muss wohl noch ins Herz gelangen. Aber, was rede ich. Andere können viel reden. Egal, ob ich oder die Ärzte in Ihrem Traum Ihnen sagen, dass alles in Ordnung ist, wichtig ist, dass Sie es fühlen. Sie müssen daran glauben und sich vertrauen, denn die Klarheit über Ihre Gesundheit muss im Herzen passieren. Das braucht Zeit."

Sie: „Naja, die Geduldigste bin ich ja nicht gerade. Trotzdem, Ihre Sicht auf den Traum erleichtert mich. Ich glaube, sich Zeit zu nehmen und das Geträumte ohne

Einfluss von Angst zu reflektieren, offenbart ganz neue Perspektiven."

Er: „Sehen Sie, und darum geht es bei der Psychohygiene auch. Betrachten Sie bewusst die schädlichen Aspekte und bewerten Sie sie neu. Deuten Sie sie um, sodass diese Sie nicht mehr stressen."

In Gedanken versunken sitzt die Frau auf dem Stuhl. Der Doktor hält einige Zeit inne, dann nimmt er das Gespräch wieder auf.

Er: „Eine weitere Botschaft des Traums könnte sein: Vergifte dich nicht."

Sie: „Vergifte dich nicht?!"

Er: „Ja, denn es gibt typische Dinge, die jeden von uns schädigen. Sie vergiften uns allmählich. Ich sage nur Stress, ungesunde Ernährung, Menschen, die uns nicht gut tun. Auf andere hören, anstatt auf sich selbst, ständige Beschallung durch Medien. Grübeleien, die sich auf vergangene Ereignisse beziehen und zu einer pessimistischen Lebenseinstellung führen und so weiter. Bestimmt gibt es noch mehr, aber Sie wissen, worauf ich hinauswill. Hier kann der Traum Ihnen helfen, bewusst diese Vergiftungen zu stoppen. Bewusst sich dafür zu entscheiden, dass Sie ab sofort nicht mehr zulassen, dass irgendetwas oder irgendjemand Ihre Zeit und Energie in Anspruch nimmt, der es nicht gut mit Ihnen meint. Lassen Sie sich nicht schädigen. Sie und Ihr Körper haben viel durchgemacht. Jetzt brauchen Sie all die Zeit und Energie für sich. So können Sie sich in Ruhe allem widmen, was Sie schön finden, was Sie erfüllt, Ihnen Kraft und Inspiration gibt. Das könnte eine Botschaft sein, oder?"

Sie: „Ja, schon. Ich würde ja wirklich auch gerne mehr für mich tun, wenn …"

Er: „Sehen Sie, und an dieser Stelle kommt Ihr getunter Wagen um die Ecke gefahren. Er will, dass Sie einsteigen und das alte Muster wieder fahren. Die Tür ist schon offen. Steigen Sie ein?"

Die Augen der Frau gehen hin und her. Sie überlegt. 1, 2, 3 Sekunden vergehen. Schließlich richtet sie sich auf und formt ihre beiden Augen zu einem Schlitz.

Sie: „Wumps! Ich sage WUMPS und schlage die Tür zu! Ich will das nicht mehr. Ich habe keine Lust, die alte Schleuder zu fahren. Ich will ein neues, ein anderes Fahrzeug haben. Ein bequemes, das zwar Gas geben, das aber ebenso gemütlich die Kurven nehmen kann. Ich will einen schönen blauen Wagen, der vor allem den Weg zum Rastplatz kennt, der …, der auch mal andere Wege nimmt, der aufs Land fährt und an den Waldrand. Einen, der Regen und Wetter trotzt und gerne geschützt in der Garage pausiert. Ich will etwas ganz anderes als bisher!"

Er: „Bravo! Wirklich bravo! Denn nur so können Sie aus Ihrer Prägung herauskommen. Mit einem Wumps!"

Beide strahlen sich zufrieden an. Die Augen sind klar und leuchtend. Beide nicken sich zu.

Er: „Blicken Sie auf das Schöne, verändern Sie, machen Sie, worauf Sie Lust haben oder machen Sie einfach nichts. Sagen Sie JA zu allem, was Sie wollen, denn Sie haben jetzt die Chance und die Kraft und die Macht. Sie sind die Fürstin des Lebens."

Sie: „Die Fürstin des Lebens. Das klingt ungewöhnlich, aber ich muss sagen, es klingt ungewöhnlich gut. Es ist eine neue Perspektive auf mein Leben, die zu einer neuen Grundhaltung werden könnte."

Er: „Eine Fürstin kann und macht, denn sie ist die Fürstin."

Die Frau richtet sich weiter auf, macht ihren Rücken gerade und legt ihre linke Hand auf ihren Brustkorb.

Sie: „Ich bin die Fürstin des Lebens, meines Lebens! Ich habe den Krebs besiegt und ich sorge dafür, dass er nie wieder zurückkommt. 75% habe ich durch meine Einstellung in der Hand und diese 75% nutze ich."

Die Frau steht energiegeladen von ihrem Stuhl auf. Sie blickt den Doktor an, der ihr bestätigend zulächelt. Kurz darauf setzt sie sich wieder und wirkt ernüchtert.

Sie: „Und was ist mit den anderen, den verbleibenden 25%? Darüber haben wir noch gar nicht gesprochen."

Er: „Naja, ich bin Mediziner. Aus meiner Sicht sind die übrigen 25% mit Behandlungen und Therapien der Schulmedizin abzudecken. Meine Kollegen der chinesischen Medizin bieten ihren Patienten Alternativen an. Dann gibt es noch die Homöopathie, Ayurveda und Naturheilkunde, deren Ansatz wiederum ein anderer ist. Es gibt unterschiedliche Therapiemethoden, die a) mental-körperlich arbeiten, in Form von Entspannungsverfahren zum Beispiel, die b) physikalisch tätig sind, das wären beispielsweise Massagen und c) die energetisch arbeiten, zum Beispiel mit Reiki. Es kommt immer darauf an, wen Sie fragen, wie es sich mit den verbleibenden 25% verhält. Ein Schamane wird eine andere Heilbehandlung anwenden als ich, der aus Überzeugung Onkologe mit all den Verfahren der Onkologie ist. Optionen gibt es verschiedene, die Entscheidung liegt bei jedem selbst. Welchen Ansatz bevorzugen Sie? Für was würde die Fürstin sich entscheiden? Stopp! Bevor Sie antworten, machen Sie sich keine Gedanken über das, was zukünftig kommen könnte. Das sind ungelegte Eier, denn jetzt sind Sie gesund und jetzt können Sie das Gelbe vom Ei auskosten. Genießen Sie es, denn Sie wissen ja, Sie sind …"

Sie: „Ja, ich weiß, ich bin die Fürstin meines Lebens."

Aufrecht, stolz und ein wenig majestätisch verlässt die Frau das Zimmer des Doktors.

Nachwort

Krisen mit Kreativität begegnen

Liebe Leserinnen und liebe Leser,

als mich die Mutter von Nadine anrief, sie ist eine langjährige Freundin von mir, und mir von der Erkrankung ihrer Tochter erzählte, war ich betroffen. In meinen vielen Jahren als Krankenschwester waren mir die Herausforderungen dieser Krankheit bekannt. Die Operation und die Folgen, die Chemotherapie oder Bestrahlung, die Rekonvaleszenz sowie die regelmäßigen Nachkontrollen stellen eine große Belastung dar für die Betroffenen.

Spontan bot ich ihr an, Nadine zu unterstützen, wenn sie einmal jemanden zum Reden bräuchte. Einige Tage später meldete sich Nadine bei mir. Wir hatten sofort eine gute Verbindung zueinander. Sie erzählte mir von ihrer Idee, ihre Gefühle umzusetzen, in Geschichten und Bildern zu verarbeiten und fragte mich nach meiner Meinung. Kreativität in solch einer schwierigen Phase zu nutzen – ich war begeistert. So erhielt ich nach und nach Geschichten und Bilder, die nun in diesem Buch veröffentlicht wurden.

Beeindruckt bin ich von Nadines vielfältiger Inspiration, die sie einsetzt, um ihre Erlebnisse und Erfahrungen zu beschreiben. Wir sind nun etliche Monate in Kontakt miteinander. Aus der guten Verbindung hat sich eine tiefe Verbundenheit und Freundschaft entwickelt, getragen von Vertrauen und Respekt.

Nadine ist für mich wirklich „Die Fürstin des Lebens".

Barbara Büttner (†)

Dank

„Du kannst immer zu mir kommen. Egal, wann und wie spät es auch ist. Immer, wenn du dich sorgst, du dir Gedanken machst oder Angst hast, komm zu mir. Wir holen uns zusammen aus der Angst und wir sind nicht allein. Wir schaffen das!", sagte mein Mann in der akuten Zeit der Erkrankung zu mir und sagt er weiterhin. „Ich bin immer für dich da!"

Danke, Tim. Danke, dass du immer für mich da warst und bist, dich gemeinsam mit mir dieser schweren Zeit gestellt hast. Danke, dass du mir Kraft und Zuversicht, Halt und Lebensenergie gegeben hast und gibst. Dass du mich immer liebst. Ich liebe dich.

Danke an meine Kinder, die es nicht leicht hatten, ihre kranke Mama zu sehen, und die trotz der Angst, sie zu verlieren, an sie, ihre Kraft und an das Gute im Leben glauben. Mit ihrem herausfordernden Verhalten, die die Pubertät mit sich bringt, haben sie Normalität in den Alltag der Chemotherapie gebracht.

Danke an meine Eltern und meine Schwiegereltern, die mit ihrer unermüdlichen Unterstützung ein wichtiger Pfeiler in unserem Leben waren und sind. Die nicht nur verlässlich die Versorgung der Grundbedürfnisse übernommen hatten, sondern stets Ansprechpartner, Gesprächspartner und Kraftspender waren.

Danke an unsere Geschwister mit ihren Familien, die angerufen, geschrieben und ihre Hilfe angeboten haben. Die trotz räumlicher Distanz den Weg zu mir und meinem Herz gefunden haben.

Danke an meine Freunde, die da waren, mir Karten der Hoffnung und Zuversicht, der Kraft und Liebe geschrieben haben, die für mich gebetet und Kerzen angezündet haben. Danke für die Hilfe in unserem Alltag.

Danke an Barbara, die mich bis zu ihrem Tod im Dezember 2023 in unseren regelmäßigen Gesprächen gestärkt und meine Augen geöffnet hat. Die mich zurück in meine Mitte geführt, mich liebevoll daran erinnert hat, was ich wirklich will und die mich ermutigt hat, diese Texte in einem Buch zu vereinen. Danke Barbara, dass du in mir die Fürstin erweckt hat, die Fürstin des Lebens.

Danke, Ihr Lieben! Herzlichen Dank für die vielen Besuche, Euren Zuspruch, Trost und Glauben, dass alles in Ordnung kommt. Lieben Dank für die unendlich vielen Gespräche, die Ihr mit mir über das Leben geführt habt, Eure herzlichen Umarmungen und das gemeinsame Aushalten, wenn die Worte fehlten.

Danke, dass Ihr mit mir den Blick auf das Positive richtet, mich in meinen Ideen und Zielen unterstützt und für mich da seid. Ihr seid großartig!

Quellenangaben

„Silberfischchen" (S.133): www.wikipedia.de

„Glücksforschung" (S. 140): www.wikipedia.de

„Autonomie" (S. 147): www.wikipedia.de

„Aktionismus (S. 147): www.wikipedia.de

„Hoffnung – Die stille Kraft" (S. 147 ff): www.br.de/medi-athek/podcast/radiowissen/hoffnung-die-stille-kraft/

Notizen